Srashti Mangal
Priya Lele

Implantes inclinados

Srashti Mangal
Priya Lele

Implantes inclinados

ScienciaScripts

Imprint
Any brand names and product names mentioned in this book are subject to trademark, brand or patent protection and are trademarks or registered trademarks of their respective holders. The use of brand names, product names, common names, trade names, product descriptions etc. even without a particular marking in this work is in no way to be construed to mean that such names may be regarded as unrestricted in respect of trademark and brand protection legislation and could thus be used by anyone.

Cover image: www.ingimage.com

This book is a translation from the original published under ISBN 978-620-7-80689-8.

Publisher:
Sciencia Scripts
is a trademark of
Dodo Books Indian Ocean Ltd. and OmniScriptum S.R.L publishing group

120 High Road, East Finchley, London, N2 9ED, United Kingdom
Str. Armeneasca 28/1, office 1, Chisinau MD-2012, Republic of Moldova, Europe
Printed at: see last page
ISBN: 978-620-7-79288-7

RECONHECIMENTO

Gostaria de aproveitar esta oportunidade para manifestar a minha sincera gratidão e o meu mais profundo apreço a todos aqueles que foram fundamentais para a conclusão bem sucedida deste projeto.

Gostaria de estender a minha sincera gratidão e os meus sinceros agradecimentos à minha Professora e Orientadora de Pós-Graduação, **Dra. Priya Lele**, Professora Associada, Departamento de Periodontologia, BVDUDCH, Pune. Esta Dissertação da Biblioteca foi concebida e projectada sob a sua orientação. Agradeço-lhe as suas sugestões estimulantes, a sua orientação e o seu encorajamento. Os seus conselhos inestimáveis e a sua ajuda desinteressada guiaram-me para fazer o meu trabalho com a máxima dedicação.

Gostaria também de estender o meu profundo respeito à **Dra. Vidya Dodwad**, Chefe do Departamento e Professora de Periodontologia, BVDUDCH, Pune, pelos seus valiosos conselhos e encorajamento.

I gostaria também de agradecer à **Dra. Vishakha Patil,** ao Dr. **Pramod Waghmare,** ao Dr. **Yogesh Khadtare,** à Dra. **Pooja Pharne,** à Dra. **Neelam Gavali,** à Dra. **Nishita Bhosale,** à **Dra. Sarah Mariam e à Dra. Manasi Yewale, à Dra. Devashri** Newaskar pelo seu apoio e ajuda constantes.

Estou em dívida para com os meus pais, Sr. **Pawan Mangal** e **Sra. Shweta Mangal**, e para com o meu irmão **Vedant Mangal**, por me terem incutido uma forte paixão pela aprendizagem e por me terem dado um apoio incondicional em todos os meus esforços. Estou grata ao meu marido, Sr. Shivam Gilda, pela sua fé e confiança inabaláveis nas minhas capacidades e pelo seu apoio e ajuda contínuos em todos os meus empreendimentos.

Estou grato aos meus superiores, **Dr. Tanvi Khot, Dr. Akanksha Karale, Dr. Avneet Kaur, Dr. Shubhangi Behl, Dr. Vangmayee Shikarkhane, Dr. Komal Rajpurohit. Aos meus colegas de grupo, Dr. Niket Bhatt, Dr. Abhinandan Bokriya, Dr. Pranav Kulkarni, Dr. Priyanka Zerwal, Dr. Allen Naorem e aos**

meus colegas mais novos, Dr. Arunangshu Deb, Dr. Roopal Gupta, Dr. Govinda Bangad, Dr. Darshana Shivtare, Dr. Kranti Chavre e **Dr. Nikita Rai**, por toda a ajuda incessante.

Obrigado!

Dr. Srashti Mangal

Índice

INTRODUÇÃO

O objetivo da medicina dentária moderna é devolver ao doente a função, o conforto, a estética, a fala e a saúde normais, quer seja através da remoção de cáries de um dente ou da substituição de vários dentes. A medicina dentária registou avanços notáveis nos materiais de restauração dentária, técnicas e estratégias que são previsivelmente eficazes para a gestão a longo prazo da perda de dentes. A perda de dentes, especialmente numa idade precoce, provoca a reabsorção do osso alveolar, dificultando a colocação de implantes nas posições protéticas correctas nas arcadas dentárias. As variações na forma e no tamanho do contorno da crista ocorrem a ritmos diferentes em pessoas diferentes e em alturas diferentes na mesma pessoa. (1)

As abordagens cientificamente comprovadas evoluíram para proporcionar ao paciente dentário opções estética e funcionalmente excelentes para a substituição de dentes. O paciente parcialmente edêntulo pode agora submeter-se à substituição de um único dente ou de vários dentes em falta por coroas retidas por implantes que proporcionam a mesma função e estética que tinham com os seus dentes naturais. Através da utilização de próteses fixas e/ou removíveis estabilizadas e/ou retidas por implantes, o paciente completamente desdentado já não tem de suportar a função comprometida e a confiança reduzida que os utilizadores de próteses totais tradicionais normalmente experimentavam. (2)

A investigação sobre desenhos, materiais e técnicas de implantes dentários tem aumentado nos últimos anos e espera-se que se expanda no futuro. O biomaterial mais utilizado em implantologia dentária é o titânio. Os pioneiros obtiveram excelentes resultados clínicos com implantes de titânio com rosca. (3)

Embora os implantes dentários proporcionem uma reabilitação funcional e esteticamente superior, a duração do tratamento é muito longa, uma vez que é necessário tempo para que a osseointegração ocorra. Por conseguinte, estão a ser realizadas inovações para reduzir o tempo de tratamento. (4)

Existem vários problemas fisiológicos que dificultam a reabilitação de rebordos edêntulos atrofiados durante a colocação de implantes em regiões posteriores, como a reabsorção óssea, a pneumatização dos seios maxilares, a má qualidade do osso e uma relativa afloramento do nervo alveolar inferior, que causa danos no nervo. (5)

Para ultrapassar todas estas deficiências, podem ser utilizados procedimentos como a lateralização do nervo, o aumento do seio, a regeneração óssea, implantes curtos e pônticos cantilever distais. (6)

Qualquer um destes procedimentos requer conhecimentos cirúrgicos e protéticos e apresenta o seu próprio conjunto de riscos, incluindo perfuração da membrana, infeção da ferida pós-operatória, formação de sequestros ósseos, hematoma, sinusite maxilar, fístula oro-antral, deiscência da ferida, perda de enxerto ósseo, deslocação do implante dentário para o seio maxilar, tempo de cicatrização mais longo e desconforto do doente, etc. (7)

Com os avanços na tecnologia de implantes, os protocolos tradicionais estão a ser reavaliados. O conceito de carga imediata de implantes está a ganhar popularidade. Permite ao doente combinar os procedimentos cirúrgicos e protésicos numa única consulta, o que resulta num menor desconforto para os doentes e em tratamentos mais rápidos ([8]). Também estão a ser efectuadas modificações nas posições de colocação dos implantes. Uma dessas modificações é o **"TILT IN THE IMPLANT POSITION"** (**inclinação na posição do implante)** para envolver a quantidade máxima de osso acessível e colocar implantes distais mais longos (9)

A presente dissertação é uma revisão da literatura sobre os diferentes sistemas que incorporam "Implantes inclinados" e os protocolos de carga para a reabilitação protética de casos edêntulos.

ANTECEDENTES HISTÓRICOS

Os implantes remontam a 4000 anos atrás, quando cavilhas de bambu foram esculpidas na China e utilizadas para substituir dentes em falta. Estas eram fixadas no osso da boca. Cerca de 2000 anos mais tarde, os egípcios adoptaram uma prática semelhante, esculpindo metais preciosos e fixando-os ao osso maxilar. O primeiro caso registado de um implante metálico foi encontrado num rei egípcio de 1000 a.C. Os arqueólogos também encontraram numerosos crânios com dentes artificiais e transplantados feitos de marfim de elefante ou de pedras preciosas raras como o jade. [(10)]

Em 1931, o Dr. Wilson Popenoe, juntamente com a sua esposa Dorothy Popenoe, encontrou o crânio de uma jovem mulher nas Honduras. O seu maxilar inferior tinha três dentes em falta, que tinham sido substituídos por conchas. As conchas tinham sido moldadas de forma a imitar a estrutura dos dentes. O crescimento ósseo e o cálculo estavam presentes, pelo que estes dentes foram feitos para a função e não para a estética [(11)]

Atualmente, a tecnologia moderna tornou os implantes dentários a solução ideal para a falta de dentes.

Antes da invenção dos modernos implantes de titânio, o principal problema dos implantes dentários era a rejeição do material estranho pelo organismo. No século XVIII, os investigadores utilizaram uma mistura de ouro e liga metálica para criar implantes dentários. Infelizmente, estas experiências foram um enorme fracasso, mas abriram portas a uma investigação mais frutuosa nos anos seguintes. [(12)]

No século XIX, os profissionais de medicina dentária fizeram experiências com vários materiais, incluindo prata e porcelana. Um médico utilizou um implante de porcelana com um disco de platina. No entanto, estes esforços não tiveram êxito porque o osso rejeitou todos os materiais utilizados. Um implante bem sucedido envolve a fusão permanente de um implante no osso maxilar, num processo designado por osseointegração.

Ao longo da década de 1900, muitos médicos experimentaram diferentes materiais, mas nenhum deles apresentou resultados a longo prazo. Em 1913, o Dr. E.J. Greenfield tentou utilizar ouro de 24 quilates como implante. Depois, dois irmãos, os Drs. Alvin e Moses Strock, tentaram utilizar acessórios feitos de Vitallium após observarem o material a ser utilizado em implantes ósseos da anca. Estes acessórios eram mais duradouros e os irmãos foram reconhecidos como as primeiras pessoas a colocar com sucesso um implante no maxilar. [13]

Em 1952, o médico sueco, professor de anatomia e investigador médico Dr. Per-Ingvar Branemark estava a trabalhar com coelhos, tentando estudar o fluxo sanguíneo relacionado com a cicatrização óssea, através da implantação de um microscópio especialmente modificado nos ossos da perna do coelho. Branemark e a sua equipa conseguiram ver como a microcirculação no tecido ósseo ajudava a cicatrização de dentro para fora. Depois de recolherem os dados de que necessitavam, Branemark e a sua equipa tentaram retirar o dispositivo ótico do osso da perna do coelho, mas não conseguiram. Porque o osso tinha-se fundido com o invólucro que envolvia o dispositivo ótico. Branemark descobriu acidentalmente que os implantes feitos de titânio tinham uma melhor taxa de sucesso e teorizou que esta tecnologia poderia ser útil em aplicações de implantes dentários e domínios semelhantes.

Após mais experiências, utilizou titânio para substituir um dente em falta num dos seus pacientes em 1965, e foi um sucesso. Esta descoberta foi um avanço significativo na indústria dos implantes dentários. Posteriormente, publicou vários estudos que explicavam os benefícios da utilização de titânio em implantes dentários. Os implantes dentários têm sido utilizados desde a década de 1960. No entanto, a colocação tradicional de implantes exigia frequentemente uma altura e densidade ósseas suficientes, que nem sempre estavam disponíveis em todos os pacientes.

O conceito de implantes inclinados para utilizar o osso disponível de forma mais eficaz e evitar áreas anatómicas, como o seio maxilar ou o nervo alveolar inferior, foi desenvolvido à medida que os clínicos procuravam formas de simplificar os tratamentos e reduzir a carga do paciente. Os implantes inclinados foram descritos pela primeira vez na literatura no início da década de 1990. Paolo Malo é frequentemente considerado o responsável pela popularização da utilização de implantes inclinados, particularmente com o desenvolvimento do conceito de tratamento All-on-4 no início dos anos 2000, que envolveu a utilização de dois implantes rectos e dois inclinados. A descoberta e o desenvolvimento de implantes inclinados foram impulsionados pela necessidade de fornecer soluções de implantes para pacientes com anatomia óssea limitada sem recorrer a intervenções cirúrgicas extensas. Ao longo do tempo, através da prática clínica e da validação científica, os implantes inclinados tornaram-se um componente crucial das estratégias avançadas de reabilitação dentária. ()[14]

CONSIDERAÇÕES BÁSICAS

DIFERENÇA ENTRE IMPLANTES AXIAIS E INCLINADOS

Os implantes axiais, também conhecidos como implantes verticais, são inseridos perpendicularmente ao rebordo alveolar, alinhando-se com a orientação natural dos dentes. Estes implantes fornecem suporte direto e distribuição de carga ao longo dos seus eixos verticais.

Por outro lado, os implantes inclinados são colocados num ângulo relativo ao rebordo alveolar com a cabeça do pilar, frequentemente direccionada para o aspeto distal. Esta inclinação permite uma melhor distribuição das forças, especialmente nos casos em que existem restrições anatómicas (por exemplo, seio maxilar, nervo mental), etc., ou para otimizar o suporte de próteses de arcada completa.

Eis algumas das principais diferenças entre implantes axiais e inclinados:

Distribuição da carga: Os implantes axiais transmitem principalmente forças ao longo dos seus eixos verticais, o que pode levar a um aumento da tensão na interface implante-osso, especialmente nos casos de próteses em cantilever. Os implantes inclinados, pelo contrário, distribuem as forças de forma mais uniforme devido à sua colocação angular, reduzindo a tensão no osso peri-implantar e melhorando a estabilidade.

Redução do cantilever: Os implantes inclinados facilitam a redução do comprimento do cantilever em restaurações protéticas, particularmente em casos de edentulismo posterior. Esta redução ajuda a minimizar as complicações biomecânicas, como o afrouxamento do parafuso, a fratura e a tensão óssea peri-implantar. Os implantes inclinados optimizam a propagação anterior/posterior ao longo da crista alveolar, melhorando o suporte para próteses de arcada completa, particularmente em casos que requerem suporte molar

Ancoragem óssea: Os implantes inclinados podem utilizar o osso cortical em áreas como o rebordo milo-hióideo, o pavimento nasal e a apófise pterigoide para uma melhor ancoragem, especialmente quando a estabilidade primária pode ser difícil de alcançar apenas com implantes verticais` (15) (16) (17)

TILTED IMPLANTS	NON-TILTED IMPLANTS
Anatomical structures can be bypassed by tilting implants For example: Maxillary sinus can be bypassed by tilting implant at an angle.	Anatomical structures should be taken care while placing parallel implants. For example: Maxillary sinus, mental foramen, mandibular canal.
Cantilever length may be reduced resulting in better load distribution.	Cantilever length is not reduced hence less stress distribution.
Tilted implants enable immediate loading and fabrication of implant supported restorations.	Immediate loading may or may not be possible.
Longer implants can be used	Implants size will be selected while taking vital structures into consideration.
Zygomatic bone and pterygoid bone can be engaged thus providing better anchorage and primary stability.	Zygomatic bone and pterygoid bone cannot be engaged
Eliminates bone augmenting procedures, bone grafting and sinus lifting.	Bone augmenting procedures, bone grafting and sinus lifting may be necessary in some cases.

RAZÕES PARA IMPLANTES INCLINADOS:

Os fundamentos biomecânicos para a utilização de implantes distais inclinados são os seguintes

Reduz o comprimento do cantilever, melhorando a distribuição da carga para o suporte da prótese, e optimiza a distribuição anterior/posterior ao longo da crista alveolar, melhorando o suporte molar para uma prótese fixa completa (FFP) de 12 unidades mastigatórias.

Os implantes inclinados também podem melhorar a ancoragem cortical, a estabilidade primária e permitir implantes mais longos ao atingirem uma posição mais posterior, utilizando o osso cortical para uma ancoragem melhorada. (18)(19)(20)

A investigação indica taxas de sobrevivência elevadas para implantes inclinados, com benefícios que incluem a redução da tensão no osso peri-implantar em comparação com implantes verticais, especialmente em configurações rígidas de FFP. Além disso, as configurações de múltiplos implantes compensam o maior desenvolvimento de tensão, reduzindo simultaneamente o número de implantes necessários para uma reabilitação bem sucedida. [21]

As directrizes sugerem a limitação do comprimento do cantilever com base em vários factores, incluindo a qualidade do osso e as condições da arcada oposta. Quando necessário, os implantes distais curtos podem restringir o movimento do cantilever, enquanto os implantes distais inclinados podem melhorar a ancoragem sem efeitos deletérios nos pilares ou na tensão da interface osso-implante. [22] [23]

A função imediata da prótese fixa de arcada completa mandibular com três ou quatro implantes apresenta taxas de sucesso elevadas, enquanto que na maxila, a carga imediata envolve frequentemente mais implantes. No entanto, a carga retardada com quatro ou seis implantes maxilares produz resultados comparáveis. A análise biomecânica que compara os sistemas All-on-Four® e de seis implantes com implantes distais inclinados sugere uma distribuição de tensão semelhante, salientando a importância de minimizar os cantilevers para reduzir a tensão nos implantes distais e as complicações associadas. [24] Em geral, os implantes inclinados oferecem uma alternativa mais simples ou uma técnica complementar a procedimentos complexos como a transposição de nervos ou o enxerto de seio, permitindo um acesso mais alargado dos pacientes ao tratamento com implantes. O método melhora o posicionamento do suporte, permite implantes mais longos e uma melhor ancoragem óssea, e pode ser realizado facilmente em ambulatório por cirurgiões experientes.

Além disso:

1. Para alcançar a estabilidade primária do implante (binário de inserção de 35 a 45 Ncm) [25]

2. Indicado com uma largura óssea mínima de 5 mm e uma altura óssea mínima de 10 mm de canino a canino na maxila e 8 mm na mandíbula.

3. Se a angulação for igual ou superior a 30°, os implantes inclinados podem ser imobilizados

4. Para implantes posteriores inclinados, os orifícios de acesso ao parafuso distal devem estar localizados na face oclusal do primeiro molar, do segundo pré-molar ou do primeiro pré-molar.

5. Melhoria das funções mastigatórias em termos de eficiência mastigatória e força de mordida [26]

Vantagens dos implantes inclinados:[27][28]

1. Estabilidade num volume ósseo mínimo: Os implantes mais compridos podem ser utilizados num volume ósseo mínimo, com a vantagem de aumentar o contacto osso-implante através da inclinação do implante e reduzir a necessidade de aumento ósseo vertical.

2. A necessidade de enxerto ósseo é eliminada, o que reduz o tempo e os custos do tratamento.

4. Pode ser realizado em doentes com doenças sistémicas que são contra-indicadas para enxertos ósseos.

5. As angulações evitam a colisão de estruturas anatómicas.

6. Vantagem biomecânica na utilização de implantes distais inclinados em vez de unidades cantilever distais.

7. Reduzir o comprimento dos cantilevers sem efetuar enxertos ósseos ou elevação do seio maxilar.

8. Alternativa aos procedimentos de aumento do pavimento do seio maxilar.

9. Os implantes com inclinação distal induziram uma melhor transmissão de carga do que os implantes verticais

Desvantagens dos implantes inclinados: [29]

1. Procedimento sensível à técnica.

2. O cirurgião tem de ser muito competente.

3. É necessário um stent cirúrgico guiado por computador para que o implante seja colocado na angulação pretendida.

CONSIDERAÇÕES ANATÓMICAS NA SELECÇÃO DE IMPLANTES E POSICIONAMENTO NAS ARCADAS MAXILAR E MANDIBULAR

Um conhecimento e informação completos sobre as estruturas anatómicas adjacentes são essenciais para o planeamento e colocação de implantes dentários. A altura e a largura disponíveis do osso alveolar residual são cruciais para a colocação de implantes, tanto na maxila como na mandíbula. Um osso alveolar residual insuficiente pode resultar numa colocação subóptima do implante e na subsequente falha do implante.

No entanto, o osso disponível em quantidades excessivas também não é uma situação clínica favorável à colocação de implantes, uma vez que pode criar interferências no plano oclusal na restauração concluída. Para além da adequação do osso disponível, é igualmente desejável um equilíbrio entre o osso cortical e o trabecular. Um excesso de osso cortical pode atrasar a osteointegração, enquanto um excesso de osso trabecular pode limitar a estabilidade inicial do implante.

A presença de rebaixos ósseos pode resultar na perfuração do osso cortical. O espaçamento dos implantes é outro fator importante a ter em conta. A proximidade do local de osteotomia proposto com os ápices das raízes adjacentes pode aumentar as complicações. Para uma integração correcta e a saúde dos tecidos, recomenda-se que haja um espaço de 3 mm entre dois implantes e entre os dentes e os implantes. Assim, o espaço disponível para colocar dois implantes de 4 mm de diâmetro cada, entre os dentes naturais, deve ser de cerca de 17 mm. ()[30]

Há considerações anatómicas específicas a ter em conta para as arcadas maxilar e mandibular.

ARCO MAXILAR

A densidade óssea no maxilar é um fator crítico para determinar o sucesso e a estabilidade da colocação de implantes dentários. O maxilar, ou maxilar superior, inclui várias regiões com densidades ósseas diferentes, que podem influenciar o planeamento do tratamento e as técnicas de colocação de implantes. Aqui está uma visão geral da densidade óssea no maxilar para a colocação de implantes:

Maxila anterior: A região anterior do maxilar, particularmente a área em redor dos incisivos centrais e laterais, tem normalmente um osso mais denso em comparação com outras áreas do maxilar. Este osso cortical denso proporciona um excelente suporte para implantes dentários e é frequentemente propício à colocação direta de implantes com elevada estabilidade primária.

Maxila posterior: A região posterior do maxilar, especialmente as áreas onde estão localizados os pré-molares e molares, tende a ter uma densidade óssea mais baixa em comparação com a região anterior. Este facto deve-se à presença de mais osso trabecular (esponjoso), que pode ser menos resistente às forças do implante. Nos casos de densidade óssea reduzida, podem ser necessárias técnicas como o enxerto ósseo ou o aumento do seio maxilar para aumentar o volume e a densidade óssea antes da colocação do implante.

O osso maxilar é mais poroso do que o osso mandibular, o que pode afetar a estabilidade e a osteointegração do implante. De acordo com a classificação de Lekholm e Zarb, a qualidade do osso na maxila é frequentemente classificada como

Tipo III ou Tipo IV, que são mais macios e menos densos do que o osso tipicamente encontrado na mandíbula, e também varia entre indivíduos e em diferentes regiões do maxilar, influenciando as decisões de colocação de implantes e os resultados do tratamento. Uma avaliação abrangente da densidade óssea, da anatomia e dos factores específicos do doente é essencial para o sucesso do tratamento com implantes no maxilar.

As estruturas anatómicas importantes no maxilar que podem causar complicações após a colocação do implante incluem o pavimento nasal, anteriormente, e o seio maxilar, posteriormente. A colocação de implantes na região posterior do maxilar é particularmente desafiante devido ao risco de perfuração iatrogénica do seio, especialmente quando o comprimento do implante selecionado excede a altura óssea disponível. Isto pode potencialmente levar à falha do implante. Para mitigar este risco, podem ser seleccionados implantes curtos ou podem ser realizados procedimentos de aumento ósseo para aumentar a altura e o volume do osso. [31]

Uma das principais considerações na maxila posterior é a proximidade com os seios maxilares. A pneumatização do seio maxilar pode ocorrer com a idade ou após a perda de dentes, levando à redução do volume ósseo. Nestes casos, podem ser necessários procedimentos de elevação externa ou interna do seio maxilar para evitar a penetração ou perfuração da parede do seio durante a colocação do implante. [32 33]

CAVIDADE NASAL-

A cavidade nasal é outro ponto de referência importante quando se considera a colocação de implantes na região anterior da arcada maxilar. O pavimento da cavidade nasal forma o teto do seio maxilar, que está localizado na região posterior do maxilar. A altura e a qualidade do osso nesta área são considerações cruciais para a colocação de implantes, especialmente nos casos em que o comprimento do implante pode ser limitado pela proximidade do pavimento do seio.

A avaliação pré-operatória utilizando modalidades de imagem como a tomografia computorizada de feixe cónico (CBCT) ajuda a determinar a altura e a qualidade do osso disponível, orientando o planeamento do tratamento e a seleção do implante. A perfuração de implantes na cavidade nasal pode causar complicações, como a migração do implante, inflamação ou alterações no fluxo de ar nasal; assim, é obrigatória uma avaliação precisa da cavidade nasal para garantir a estabilidade, a osteointegração e o sucesso a longo prazo, preservando a integridade anatómica e minimizando o risco de complicações.[34]

FISSURA PTERIGOMAXILAR-

A fissura pterigomaxilar é um limite anatómico importante durante a colocação de implantes, delineando a extensão posterior do seio maxilar e orientando o posicionamento dos implantes em relação às estruturas adjacentes. Os implantes colocados na parte posterior do maxilar devem ser cuidadosamente posicionados para evitar a invasão do espaço pterigomaxilar e assegurar um afastamento adequado das estruturas vitais, como o seio maxilar, o processo pterigoide e os feixes neurovasculares.

A fissura pterigomaxilar serve como ponto de referência para a extensão lateral da elevação do seio, orientando a elevação da membrana do seio e a colocação de material de enxerto ósseo para aumentar a altura do osso. Encontra-se muito próxima de estruturas neurovasculares importantes, incluindo o nervo alveolar superior posterior e os vasos. Durante a colocação do implante, deve ter-se o cuidado de evitar lesões nestas estruturas para prevenir distúrbios sensoriais, complicações hemorrágicas ou danos nos dentes adjacentes.

PADRÃO **DE REABSORÇÃO ÓSSEA**

O padrão de reabsorção óssea na maxila é centrípeto, que ocorre a partir dos aspectos exteriores do osso (lados vestibular e palatino) em direção ao centro, levando a uma diminuição da largura total do rebordo alveolar. A reabsorção centrípeta resulta num estreitamento do rebordo alveolar, o que pode complicar a colocação de implantes devido à falta de largura óssea suficiente. A largura reduzida pode não suportar adequadamente os implantes sem procedimentos adicionais, como o aumento ósseo, a divisão do rebordo ou a regeneração óssea guiada, para aumentar a largura do rebordo e criar um ambiente adequado para a colocação de implantes.

CONTRAFORTES MAXILARES-

O crânio apresenta uma série de contrafortes ósseos densos que formam uma moldura protetora em torno das diferentes cavidades craniofaciais. Os contrafortes anteriores (fronto-maxilar e fronto-zigomático) e o contraforte posterior (pterigomaxilar) são as colunas densas de osso no maxilar, que suportam a fixação com elevada estabilidade. Quando fixados em arcada cruzada, podem proporcionar uma solução a longo prazo para a prótese maxilar, evitando um cantilever.[35]

Foram descritas várias técnicas e localizações anatómicas na região facial para a colocação de implantes osseointegrados e a sua razão baseia-se no suporte ósseo onde é possível uma ancoragem esquelética para suportar a carga funcional dos implantes. Em geral, a reabilitação maxilofacial com implantes osseointegrados utiliza âncoras nas zonas zigomática, pterigoide, nasomaxilar e alveolar.[36 37 38]

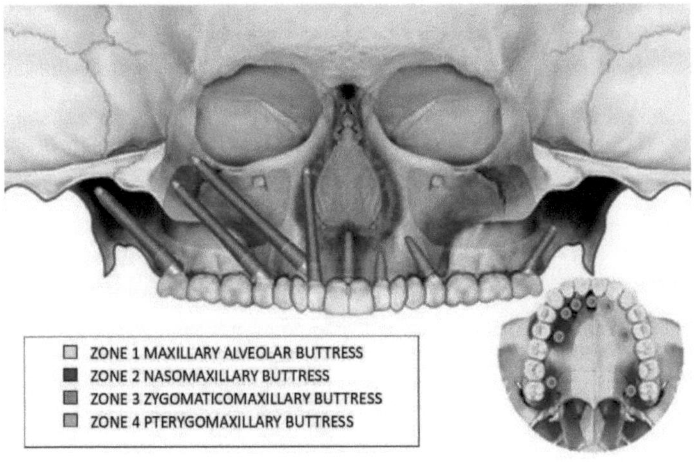

CONTRAFORTES NASOMAXILARES

A área de reforço nasomaxilar oferece um osso cortical adequado para a ancoragem e carga funcional de implantes osseointegrados. Os implantes nasomaxilares podem ser utilizados como ponto de ancoragem numa localização anterior à arcada protética. Desta forma, é possível alcançar a estabilidade anterior e a redução das forças de trabalho em implantes posteriores.[39]

CONTRAFORTE ZIGOMÁTICO MAXILAR

O osso zigomático pode ser utilizado como local de ancoragem do implante em pacientes com reabsorção ou atrofia óssea maxilar grave, que pode resultar de edentulismo prolongado (perda de dentes), traumatismo ou determinadas condições médicas. A ancoragem do implante no osso zigomático evita a necessidade de procedimentos de enxerto ósseo e permite a reabilitação de maxilares edêntulos ou gravemente comprometidos.[40]

CONTRAFORTE PTERIGOMAXILAR

A utilização da região pterigoide ou pterigomaxilar para a retenção estável da fixação foi introduzida por Tulasne. O local alvo pretendido para encaixar a fixação distal à tuberosidade é a apófise pterigoide, que inclui a tuberosidade maxilar, o processo piramidal do osso palatino e o processo pterigoide do osso esfenoide [Figura a e b]

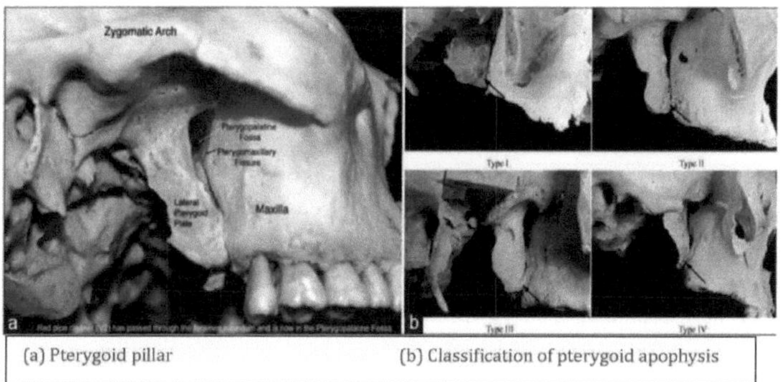

(a) Pterygoid pillar (b) Classification of pterygoid apophysis

Quando a altura residual do osso alveolar é limitada, pode ser preferível uma abordagem crestal para a elevação do seio maxilar, e os implantes mais curtos podem ser considerados como uma alternativa. Os implantes curtos (5 mm) demonstraram sucesso no osso maxilar com uma altura residual de 4 a 6 mm, embora o prognóstico a longo prazo permaneça incerto.[41] Podem ser utilizados vários materiais de enxerto ósseo, incluindo osso autógeno e aloenxertos, para aumentar o volume ósseo. É necessário ter cuidado ao colocar implantes no maxilar anterior para evitar perfurar o canal nasopalatino se o local da osteotomia estiver próximo do canal. [42]

ARCO MANDIBULAR

O tipo de osso na mandíbula desempenha um papel crucial na determinação do sucesso e da estabilidade da colocação de implantes dentários. Existem geralmente quatro tipos de osso na mandíbula, classificados com base na densidade e na qualidade. [43]

Tipo I (D1): O osso tipo I é um osso cortical denso com uma camada espessa de osso compacto. Proporciona um excelente suporte e estabilidade para implantes dentários. Este tipo de osso encontra-se normalmente na região anterior (frente) da mandíbula.

Tipo II (D2): O osso de tipo II é constituído por uma combinação de osso cortical e esponjoso. Embora não seja tão denso como o Tipo I, continua a oferecer um bom suporte para os implantes. O osso de tipo II encontra-se normalmente na região pré-molar da mandíbula.

Tipo III (D3): O osso tipo III é principalmente osso esponjoso com placas corticais finas. É menos denso do que o osso de Tipo I e Tipo II e pode exigir técnicas de estabilização adicionais, como enxerto ósseo ou implantes mais curtos. O osso tipo III encontra-se frequentemente na região molar da mandíbula.

Tipo IV (D4): O osso tipo IV é caracterizado por placas corticais finas e osso esponjoso mínimo. É o tipo de osso menos denso e pode representar um desafio para a colocação de implantes. O osso tipo IV encontra-se normalmente na região posterior (atrás) da mandíbula.

A qualidade e a quantidade de osso na mandíbula influenciam a abordagem cirúrgica, o desenho do implante e os resultados do tratamento. Nos casos em que a qualidade do osso é fraca ou inadequada, podem ser recomendados procedimentos de enxerto ou aumento ósseo para aumentar o volume e a densidade do osso antes da colocação do implante. Além disso, os avanços na tecnologia de implantes, tais como implantes curtos ou implantes angulados, podem ajudar a resolver as limitações anatómicas e otimizar o sucesso do implante em condições ósseas difíceis.

A consideração anatómica mais importante ao colocar um implante na arcada mandibular é a localização do canal alveolar inferior, que contém os feixes neurovasculares. O abuso iatrogénico das estruturas vitais, como o nervo e a artéria alveolares inferiores, pode resultar em perda de sensibilidade, alteração da sensibilidade, dor, hemorragia excessiva, etc., após a colocação do implante. Por conseguinte, é importante determinar a localização, bem como a configuração do canal mandibular antes da colocação do implante. [44]

A localização do canal mandibular foi classificada radiograficamente como:

- Alto - até 2 mm dos ápices do primeiro e segundo molares
- Intermediário
- Baixa
- Outras variações - duplicação ou divisão do canal, ausência parcial ou total do canal, falta de simetria. [45]

A localização do canal mandibular está sujeita a variações mesmo no plano horizontal. **Kim et al classificaram a localização do canal mandibular na posição vestibulolingual em três tipos:**[46]

Tipo 1: O canal segue a placa cortical lingual no ramo e no corpo da mandíbula (70%).

Tipo 2: O canal segue o meio do ramo atrás do 2º molar e a placa lingual passando pelo 2º e 1º molares (15%).

Tipo 3: O canal segue o 1/3 médio ou lingual da mandíbula desde o ramo até ao corpo (15%).

De acordo com as aparências, Liu et al classificaram o curso da CIA na OPG em quatro tipos:[47]

Tipo 1- curva linear,

Tipo 2 - curva em forma de colher,

Curva de arco elíptico de tipo 3,

Curva de tipo 4,

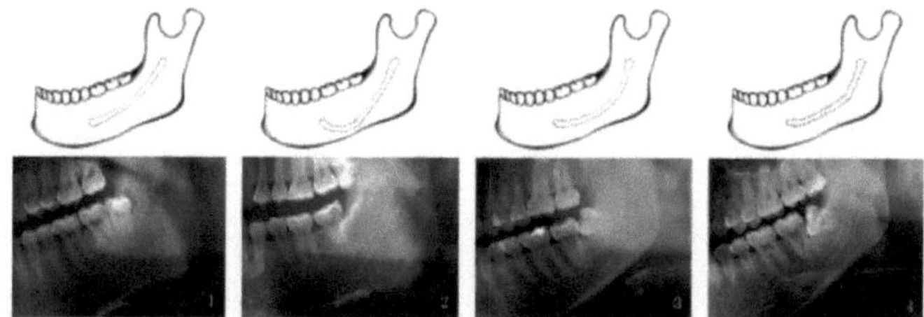

Fig. 4. Panoramic images of 4 classifications of the course of IAC as it runs through the mandible: 1) Linear curve, approximate to straight line; 2) spoon-shape curve, approximate to a spoon shape which is similar to a dissymmetry elliptic arc; 3) elliptic-arc curve, approximate symmetry; and 4) turning curve, a unsmooth course which has a turning point.

Os desafios anatómicos, como os rebordos mandibulares reabsorvidos e o canal mandibular altamente posicionado, devem ser resolvidos antes da colocação do implante através de procedimentos como o aumento do rebordo, enxertos ósseos e transposição do nervo e da artéria alveolares inferiores.[48]

A presença de um toro mandibular grande pode dar uma falsa impressão da quantidade de osso disponível, bem como dificultar o contorno do canal mandibular. [49]

As complicações na mandíbula anterior podem surgir devido à colisão do implante com o nervo mental ou a uma perfuração inferior da placa cortical. Assim, a quantidade de reabsorção óssea e a localização do nervo mental na região interforaminal da mandíbula anterior devem ser consideradas antes da colocação do implante. 25 a 38% dos casos apresentam o forame mental localizado coronal ao ápice do pré-molar. [50 51]

CRISTA MIELO-HIOIDEIA-

A presença e a posição do rebordo milo-hióideo são considerações cruciais durante a avaliação pré-operatória e a fase de planeamento para a colocação de implantes dentários. Os cirurgiões utilizam técnicas de imagiologia avançadas, como radiografias panorâmicas, CBCT (tomografia computorizada de feixe cónico) ou exames intra-orais para visualizar a anatomia do rebordo e determinar a sua relação com estruturas adjacentes, como o nervo alveolar inferior e o forame mental. O rebordo milo-hióideo pode influenciar a seleção do comprimento, diâmetro e angulação do implante. Os implantes colocados demasiado perto ou a invadir a crista podem levar a complicações como a perfuração no espaço sublingual ou a interferência com o músculo milo-hióideo, potencialmente causando desconforto ou comprometendo a estabilidade do implante. A posição do rebordo milo-hióideo pode influenciar o desenho das restaurações protéticas. Nos casos em que o rebordo é proeminente ou o espaço é limitado, podem ser necessárias modificações para acomodar a restauração sem afetar os tecidos moles ou comprometer a função.

Tendo em consideração um fator de segurança de 2 mm, os implantes podem ser colocados com segurança até à crista milo-hióidea em 100% dos casos e 2 mm abaixo da crista milo-hióidea em 78,9% dos casos na região do segundo molar inferior. Mantendo um fator de segurança de 2 mm, os implantes podem ser colocados com segurança até à crista milo-hióidea em 82,6% dos casos e 2 mm abaixo da crista milo-hióidea em 43,1% dos casos na região do primeiro molar. [52]

CANAL ALVEOLAR INFERIOR-

O canal alveolar inferior contém o nervo alveolar inferior, que fornece inervação sensorial aos dentes da mandíbula, bem como ao lábio inferior, queixo e gengiva. Durante a colocação do implante, é vital evitar danificar ou colidir com este nervo para prevenir complicações pós-operatórias, tais como parestesia, dormência ou alteração da sensibilidade na região do lábio inferior e do queixo. Os cirurgiões utilizam técnicas de imagiologia avançadas, como a tomografia computorizada de feixe cónico (CBCT) ou radiografias panorâmicas, para visualizar a anatomia do canal e planear a colocação do implante em conformidade, minimizando o risco de lesão do nervo e optimizando os resultados do tratamento. Nos casos em que o canal alveolar inferior representa um risco significativo ou limita a colocação de implantes convencionais, devem ser consideradas abordagens alternativas como os implantes inclinados ou zigomáticos, que contornam o canal e proporcionam uma ancoragem estável em regiões com qualidade e quantidade óssea adequadas. [53]

ALÇA ANTERIOR DO NERVO MENTAL-

Jalbout e Tabourian descreveram a alça anterior como "uma extensão do nervo alveolar inferior, anterior ao forame mental, antes de sair do canal". A ansa anterior do nervo mentoniano tem uma importância significativa na implantologia, particularmente na colocação de implantes dentários na região anterior da mandíbula. Os dentistas devem considerar a posição da ansa anterior quando planeiam a colocação de implantes para evitar invadir o território do nervo. A colocação de implantes demasiado perto ou dentro da ansa anterior pode aumentar o risco de lesão do nervo e subsequentes perturbações sensoriais.[54]

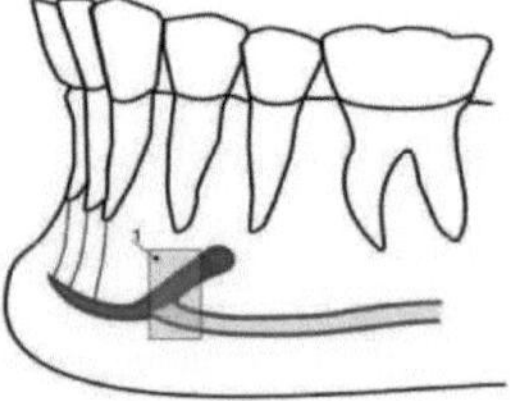

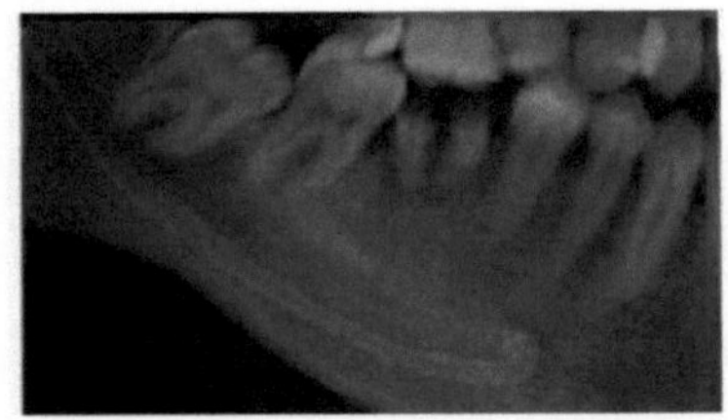

FLEXÃO MANDIBULAR-

A flexão mandibular (MF) é um fenómeno biomecânico complexo, que envolve uma deformação da mandíbula, principalmente devido à contração dos músculos mastigatórios. A contração bilateral dos músculos pterigóides laterais ou externos (LPMs) é a fonte primária deste fenómeno. Ocorre mais frequentemente quando a boca se projecta ou abre, e menos frequentemente quando a boca se move lateralmente. Em restaurações de implantes fixos, o efeito biomecânico da flexibilidade funcional da mandíbula pode resultar em perda de crista óssea ao redor da cabeça do implante. No entanto, para minimizar o seu efeito negativo e obter resultados a longo prazo, devem ser adoptadas certas medidas preventivas e técnicas adequadas durante as diferentes fases das reabilitações orais, como por exemplo: a impressão do maxilar inferior deve ser feita com uma abertura mínima da boca, o mais próximo possível do maxilar superior e idealmente não mais de 20 mm, para envolver uma ativação mínima dos músculos mastigatórios. Além disso, deve ser evitado qualquer movimento protrusivo e, durante o endurecimento da impressão, o dentista deve evitar tocar no maxilar do doente, empurrando-o para cima ou para baixo. Finalmente, as digitalizações mostraram uma flexão mandibular mínima e resultados mais eficazes do que as impressões tradicionais.[55]

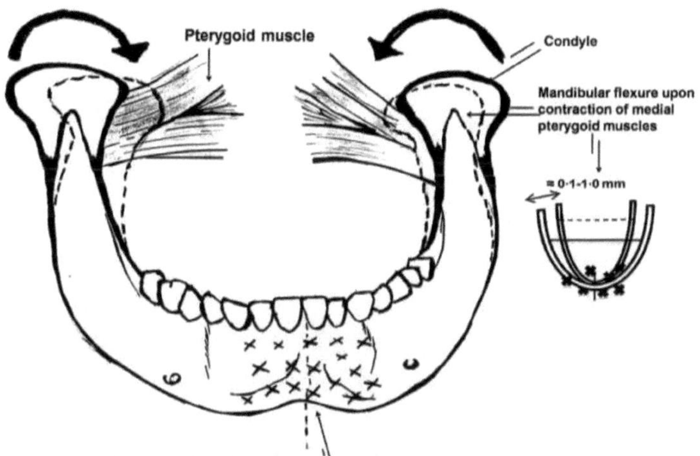

Rotação medial da mandíbula e diminuição da largura do arco durante a flexão mandibular causada pela contração do músculo pterigoide lateral

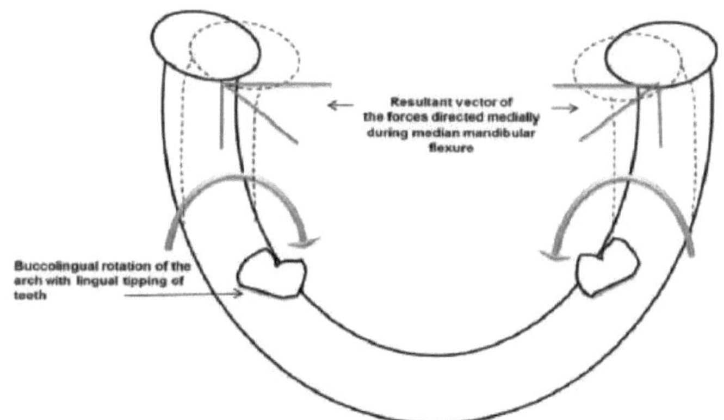

Inclinação buco-lingual dos dentes na arcada inferior e concentração de tensões na área da sínfise mandibular durante a flexão mandibular

ANASTOMOSE DA ARTÉRIA SUBLIGUAL E SUBMENTAL

Os nervos submentoniano e sublingual são ramos da divisão mandibular do nervo trigémeo (V3) que fornecem inervação sensorial ao queixo, lábio inferior e membranas mucosas da boca. Estes nervos desempenham um papel importante na colocação de implantes dentários, particularmente na região anterior da mandíbula, devido à sua proximidade com o local da cirurgia.

O conhecimento da anatomia do nervo submental e sublingual influencia a seleção do tamanho, localização e angulação do implante para minimizar o risco de lesão do nervo. Uma avaliação pré-operatória cuidadosa utilizando imagens radiográficas (como exames de CBCT) permite a colocação precisa do implante, evitando a interferência com estruturas neurovasculares.

De um modo geral, a compreensão da importância da anatomia dos nervos submentoniano e sublingual na colocação de implantes é crucial para garantir resultados cirúrgicos óptimos e minimizar o risco de complicações pós-operatórias, como hematoma sublingual, lesão nervosa, etc.

COLOCAÇÃO DE IMPLANTES INCLINADOS:

Os implantes colocados em posições fora do eixo vertical têm sido referidos como "implantes inclinados" ou "dispositivos de fixação fora do eixo". Estes podem ser colocados para evitar várias estruturas anatómicas ou para eliminar a necessidade de enxertos ósseos e procedimentos de reposicionamento de nervos. A carga fora do eixo dos implantes resulta em tensão nos implantes e no osso circundante, mas os estudos revelaram que estas tensões estão dentro do limite fisiológico.

Krekmanov et al recomendaram que a inclinação posterior dos implantes distais em qualquer arcada pode reduzir o comprimento do cantilever, proporcionando assim uma melhor distribuição da carga. Contudo, os implantes colocados fora do eixo requerem normalmente pilares com ângulo corrigido. [56]

Rosén et al seguiram implantes na maxila durante 8 a 12 anos que foram inclinados para evitar procedimentos de enxerto. Concluíram que se tratava de um procedimento alternativo bem sucedido a técnicas mais exigentes em termos de recursos, como o enxerto ósseo.[57]

Krennmair et al estudaram 62 pacientes com sobredentaduras mandibulares e analisaram os vários ângulos dos implantes para uma restauração óptima. Concluíram que a inclinação sagital da mandíbula deve ter mais importância do que a carga axial dos implantes.[58]

Aparicio et al acompanharam pontes de implantes fixos suportadas por implantes axiais e inclinados durante 21 a 87 meses após a inserção e concluíram que a utilização de implantes inclinados é uma alternativa eficaz e segura ao procedimento de aumento do pavimento do seio maxilar. [59]

SELECÇÃO DE IMPLANTES

Um diagnóstico adequado e um plano de tratamento completo ajudam na seleção do implante. É imperativo escolher um desenho e uma dimensão de implante adequados para um determinado local, de modo a proporcionar a plataforma de restauração mais ideal, tanto a nível funcional como estético. Para satisfazer o mercado e os requisitos de tratamento, foram introduzidos recentemente na profissão dentária implantes com uma variedade de desenhos e tamanhos. Como as opções de implantes proliferaram e as expectativas estéticas aumentaram, a tarefa de selecionar o implante adequado para cada local tornou-se cada vez mais importante.

Um axioma comum tem sido o de colocar um implante o mais longo possível, porque os implantes maiores oferecem uma maior interface osso-implante e uma plataforma protética mais larga, aumentando a estabilidade das restaurações protéticas. O osso disponível é maior na região anterior da boca, especialmente na parte anterior da mandíbula. No entanto, nas regiões posteriores, a altura óssea disponível é normalmente menor e o implante não consegue penetrar no osso cortical denso oposto, quer porque não existe, como na maxila posterior, quer porque está para além dos limites anatómicos, como na mandíbula, devido à presença do feixe neurovascular.

A colocação de implantes mais longos nestas regiões requer procedimentos cirúrgicos avançados, como o enxerto ósseo e o procedimento de reposicionamento do nervo, o que aumenta as complicações. Por conseguinte, muitas vezes não é indicada, especialmente quando estão disponíveis outras opções de implantes.[60]

Os implantes mais curtos proporcionam uma opção de tratamento muito menos complexa e invasiva em locais clínicos que requerem procedimentos adjuvantes prévios, como o aumento do rebordo, enxertos, elevação do seio maxilar ou reposicionamento do nervo. Além disso, necessitam de menos remoção óssea em comparação com implantes mais longos e, por conseguinte, são menos traumáticos. Os implantes mais curtos também podem ser colocados em locais onde tenha ocorrido reabsorção prévia do enxerto ósseo. [61]

Embora os estudos tenham recomendado 7 mm como requisito mínimo para o comprimento do implante[62] , estão atualmente disponíveis implantes tão curtos como 6 mm, que são colocados com sucesso. A sua elevada taxa de sucesso pode ser atribuída à osseointegração, ao desenho macro geométrico do implante e à distribuição de forças.

Tawil et al[63] no seu estudo sobre implantes mais curtos com um rácio coroa/implante inferior a 2, afirmaram que os implantes curtos eram uma opção viável, desde que a orientação da força e a distribuição da carga fossem favoráveis.

O diâmetro do implante é outro fator a considerar ao selecionar um implante. Os implantes de diâmetro largo têm vantagens cirúrgicas, de carga e protéticas. Os implantes de diâmetro largo proporcionam uma maior área de superfície e, por conseguinte, são altamente benéficos quando colocados em doentes com hábitos parafuncionais, altura da coroa aumentada, dinâmica mastigatória aumentada nas regiões posteriores da boca. Além disso, o diâmetro largo dos implantes pode ajudar a compensar o comprimento mais curto do implante colocado na região posterior devido a restrições anatómicas, se a orientação e a distribuição da força forem favoráveis. No entanto, é necessário um volume ósseo abundante para a colocação de implantes de diâmetro largo.[64]

Winkler et al[65] no seu estudo concluíram que os implantes com diâmetro entre 3 e 3,9 mm apresentaram uma taxa de sobrevivência inferior quando comparados com implantes com diâmetro entre 4 e 4,9 mm. O diâmetro ideal do implante corresponde, na maioria das vezes, à largura do dente natural em falta, 2 mm abaixo da JCE. Para além disso, um implante deve estar, pelo menos, a 1,5 mm de distância do dente natural adjacente, sempre que possível. A distância entre dois implantes adjacentes deve ser de, pelo menos, 3 mm. Geralmente, a mandíbula anterior tem espaço suficiente para a colocação de 4 a 6 implantes.[66] Em caso de dúvida, é aconselhável selecionar um implante com um diâmetro inferior ao diâmetro votado. Um implante com um diâmetro mínimo de 4 mm é obrigatório quando colocado no maxilar posterior.

PRINCÍPIOS FUNDAMENTAIS PARA A ESTABILIDADE E CARGA IMEDIATA DE IMPLANTES

Tal como descrito por Skalak em 1983, confirmado por Rangert et al em 1989, e realçado por Brunski em 2014, o resultado previsível a longo prazo para o tratamento do edentulismo maxilar e mandibular de arcada completa é influenciado por princípios simples mas dogmáticos.[67 68]

Não só o número de implantes utilizados é importante, mas a distribuição dos implantes ao longo do comprimento da arcada é talvez ainda mais crítica. Um parafuso de pilar estável, uma prótese rígida e esplintada na arcada cruzada e a manutenção contínua de uma ligação segura entre a prótese e os pilares, proporcionada pelos parafusos protéticos, permitem uma distribuição de força biomecânica favorável durante as fases de osseointegração e manutenção. Por conseguinte, para alcançar um prognóstico bem sucedido a longo prazo para um paciente com uma prótese de arcada completa, é necessário um protocolo pragmático para os procedimentos cirúrgicos e protéticos, bem como para as visitas e exames de acompanhamento.

Em 2016, o American College of Prosthodontists enfatizou a importância de uma ligação firme entre o pilar e os parafusos protéticos e desencorajou a remoção regular da prótese de arcada completa com tala cruzada, exceto quando a equipa de implantes constata problemas de higiene ou mecânicos.[69]

A manutenção da estabilização da arcada cruzada é fundamental para a sobrevivência dos implantes a longo prazo. Quando a prótese é removida, aquando da sua recolocação, deve ser confirmado um ajuste apertado do pilar e dos parafusos protéticos com os valores de torque adequados. Vários estudos significativos na literatura contemporânea apoiam o tratamento de pacientes com arcadas edêntulas utilizando quatro ou seis implantes com resultados previsíveis.[70 71 72 73]

À medida que cada vez mais pessoas são tratadas com próteses suportadas por implantes de arcada completa, é prudente rever os princípios fundamentais para a colocação imediata de implantes e carga imediata de pacientes edêntulos de arcada completa e de pacientes com dentições terminais.

PRINCÍPIOS A CONSIDERAR

Para obter resultados de tratamento com implantes bem sucedidos e previsíveis, deve ser adoptada uma abordagem de equipa interdisciplinar que seja orientada para a prótese com o "fim em mente". Os princípios que devem ser considerados para a colocação de implantes imediatos na arcada completa e carga imediata incluem: número e distribuição dos implantes, comprimento do cantilever, subdimensionamento da osteotomia, torque de inserção e o desenho dos implantes utilizados. Os dois primeiros princípios dizem respeito ao planeamento do tratamento e têm em consideração as necessidades de suporte da prótese final sob carga oclusal. Os três últimos são princípios cirúrgicos para alcançar a estabilidade adequada dos implantes para carga imediata.

NÚMERO E DISTRIBUIÇÃO DOS IMPLANTES

Nos casos fixos de arcada completa, os implantes têm de ser distribuídos ao longo do comprimento da arcada. No entanto, as limitações anatómicas, tanto na maxila como na mandíbula, podem criar desafios na obtenção da distribuição adequada dos implantes. A parede anterior do seio maxilar no maxilar superior e a posição do forame mental, em conjunto com a reabsorção do osso alveolar posterior sobre o nervo alveolar inferior na mandíbula, podem limitar a distribuição dos implantes ao longo do comprimento da arcada.

Como resultado da limitada anatomia disponível para a distribuição correcta dos implantes, os implantes posteriores podem ter de ser inclinados, o comprimento da arcada é reduzido e o fabrico da prótese fixa pode ou não necessitar de cantilevers posteriores. Assim, ao planear o tratamento de pacientes edêntulos e de pacientes com dentição terminal, devem ser compreendidos os efeitos do número e da distribuição de implantes com e sem cantilevers posteriores.

Silva e colegas descreveram os padrões de tensão nos implantes em próteses suportadas por quatro ou seis implantes ao longo do comprimento da arcada. [74]

Verificaram que, em carga cêntrica, tanto nos modelos de quatro como de seis implantes, o aspeto mesiolingual das plataformas de implantes terminais apresentava as maiores tensões de von Mises (N/m^2). Outros autores também discutiram e apoiaram a concentração de tensões no colo dos implantes distais.[75 76 77]

No estudo *de Silva et al.*, tanto no modelo de quatro como no de seis implantes, os implantes anteriores encontravam-se na posição de incisivo central-lateral e os implantes posteriores na posição de segundo bicúspide-primeiro molar, reflectindo a distribuição anterior-posterior (A-P) frequentemente observada em casos clínicos. Em ambas as simulações de quatro e seis implantes, num modelo a prótese terminava no implante mais distal, e no segundo modelo foi testado um cantilever posterior aos implantes mais distais. O estudo salientou que, em ambos os modelos de implantes, ter um cantilever posterior aos implantes terminais duplicou a tensão no implante terminal. Por conseguinte, maximizar a distribuição AP dos implantes é fundamental para minimizar ou eliminar os cantilevers posteriores (Figura 1 e Figura 2).

O modelo de seis implantes tinha a mesma distribuição A-P que o modelo de quatro implantes, com exceção de dois implantes adicionais nas posições de cúspide. Durante a carga lateral na região do canino, observou-se uma redução de 29% da tensão no modelo de seis implantes em que os implantes estavam nas posições de cúspide bilateralmente.[78]

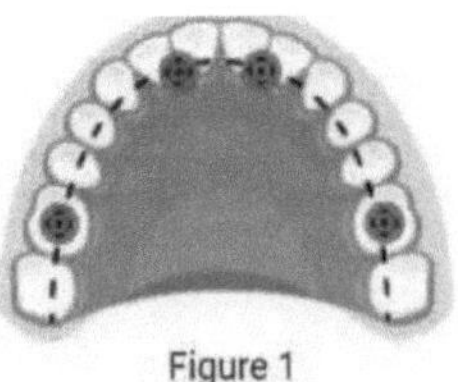
Figure 1

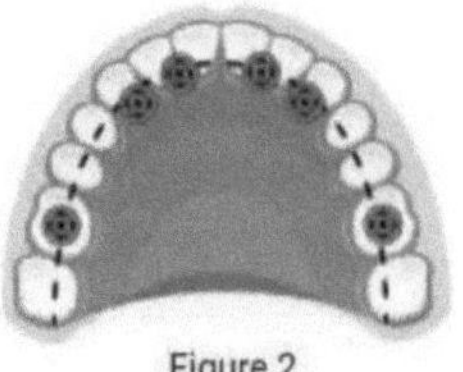
Figure 2

Os resultados do estudo de Silva et al. devem ser aplicados às condições específicas de cada paciente durante a fase de planeamento do tratamento. Uma avaliação abrangente do volume ósseo radiográfico e do padrão oclusal do paciente, tal como o historial de ranger ou cerrar os dentes, deve ser considerada quando se decide colocar quatro ou seis implantes para suportar uma prótese fixa de arcada completa. Atualmente, a colocação de implantes adicionais para além dos seis não parece ter documentação científica para uma melhor distribuição da força.[79]

Também é de salientar que, na reabsorção avançada, a maxila anterior é posterior à curvatura dos dentes no sextante anterior, e a maxila posterior é palatina aos dentes no sextante posterior. Com este padrão de reabsorção, nos casos em que são colocados apenas quatro implantes, os implantes anteriores, que parecem estar na posição de incisivo central-lateral na arcada edêntula, estão, de facto, na posição de cúspide. Por conseguinte, servem não só como implantes anteriores na distribuição A-P, mas também como implantes cúspides na desoclusão dos caninos (Figura 3).

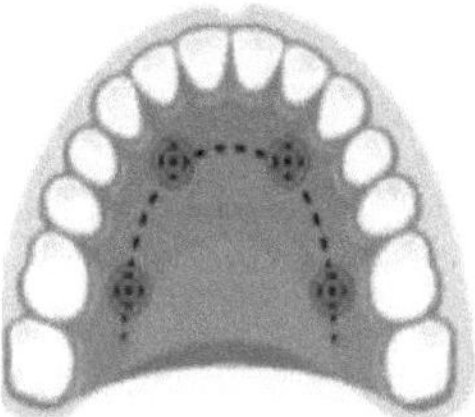

Figure 3

Com base no estudo de *Silva et al*, a ocupação de um volume ósseo inadequado com titânio deve ser cuidadosamente considerada, uma vez que deve ser evitada em pacientes com reabsorção alveolar avançada. Branemark demonstrou que a sobrevivência a longo prazo dos implantes é a mesma com quatro ou seis implantes na restauração de arcadas edêntulas com uma prótese fixa implanto-suportada.[80]

No estudo de Branemark, a decisão de colocar quatro ou seis implantes baseou-se na quantidade de volume ósseo remanescente. O fluxo de sangue no osso esponjoso é fundamental para a sobrevivência do osso alveolar peri-implantar. Os clínicos devem estar cientes deste fator e apreciar

a restauração, bem como os desafios de higiene que podem surgir se forem colocados demasiados implantes ou se os implantes forem colocados demasiado próximos uns dos outros.

COMPRIMENTO DO CANTILEVER

Em 2010, *Bevilacqua et al* relataram as consequências dos cantilevers posteriores na prótese de arcada completa.[81] A inclinação da plataforma do implante combinada com a redução do comprimento do cantilever reduziu a tensão na interface implante-osso, bem como na estrutura metálica. Outros autores e estudos na literatura também enfatizaram a eliminação ou redução do comprimento do cantilever através da inclinação da plataforma posterior do implante, aumentando assim a distribuição A-P.[82 83 84]

Um dos factores mais importantes quando se inclinam implantes é assegurar que os implantes inclinados e axiais estão sempre cruzados, tal como Krekmanov et al salientaram em 2000.[85]

SUBDIMENSIONAMENTO DA OSTEOTOMIA

Tabassum et al realizaram um estudo sobre a influência do subdimensionamento da osteotomia e da remodelação óssea.[86] Utilizando um implante experimental de 4,2 mm, subdimensionaram três osteotomias separadas em 5%, 15% e 25%. A última broca utilizada em cada osteotomia foi de 4 mm, 3,6 mm e 3,2 mm, respetivamente. Após um período de implantação de 3 semanas, os animais utilizados no estudo foram sacrificados e o contacto osso-implante (BIC) para cada um dos três locais foi calculado. Para os locais com 5% e 15% de subdimensionamento, foram observados 47,78 mm ± 11,13 mm e 47,50 mm ± 9,57 mm de BIC, respetivamente. O local com 25% de subdimensionamento teve um BIC inferior de 32,10 ± 9,73 mm. Após a avaliação histológica, foram observadas microfissuras e um BIC fraco.

Para aumentar a estabilidade primária dos implantes para carga imediata, recomenda-se vivamente o subdimensionamento da osteotomia. No entanto, devem ser sempre considerados os limites fisiológicos do tecido vivo e do osso.

BINÁRIO DE INSERÇÃO

A profissão dentária adoptou amplamente a utilização de estudos tridimensionais (3D) de feixe cónico, incluindo tomografias computorizadas (TC) médicas e exames de feixe cónico, para a avaliação da anatomia óssea residual. Os estudos de feixe cónico são úteis para mostrar a quantidade de osso residual, mas não podem determinar a qualidade óssea no pré-operatório.

Muitos médicos confiam na escala da unidade Hounsfield (HU) para prever a qualidade óssea no pré-operatório. Uma medida quantitativa para descrever a radiodensidade, a escala HU é uma transformação linear da medida original do coeficiente de atenuação linear, em que a radiodensidade da água destilada à pressão e temperatura padrão (STP) é definida como zero HU e a radiodensidade do ar à STP é -1000 HU.

Shapurian et al reiteraram em 2006 que as unidades Hounsfield são a escala de cinzentos no monitor utilizado para calibrar os scanners espirais (CT médicos) e não os scanners de feixe cónico[87]

Norton et al, em 2001, relataram que não havia diferença nos valores de HU entre a maxila e a mandíbula ou entre as porções anterior e posterior dos maxilares, se HU for o critério que o clínico utiliza para prever a qualidade óssea em exames de feixe cónico.[88] Os valores relatados foram de 397 HU a 1302 HU para a maxila anterior e de 319 HU a 1397 HU para a mandíbula posterior, o que está dentro do mesmo intervalo.

Com esta informação em mente, o médico deve avaliar a qualidade do osso no intraoperatório. Uma vez iniciada a preparação inicial da osteotomia, o médico deve basear-se na sua experiência para determinar o grau de subdimensionamento, parando num determinado diâmetro final da broca.

A estabilidade inicial do implante é objetivamente documentada como o torque de inserção medido pela unidade de perfuração em Newton centímetros (Ncm) após a inserção completa do implante. Assim, a determinação da qualidade óssea é tanto subjectiva como objetiva; a experiência do cirurgião é o componente subjetivo e o torque de inserção final é o componente objetivo.

Ao analisar o torque de inserção apropriado para uma estabilidade inicial adequada para a carga imediata de implantes, Ottoni et at observaram que a osseointegração de implantes imediatos era independente do comprimento, local e posição do implante ou da qualidade e quantidade de osso.[89]

A osseointegração dos implantes imediatos estava relacionada com o torque de inserção no momento da colocação. Os autores relataram um bom resultado para implantes colocados a 32 Ncm e uma taxa de insucesso mais elevada para implantes com um torque de inserção inferior.

CONCEPÇÃO DE IMPLANTES

A arte da osseointegração consiste em limitar a remodelação óssea através da utilização de ferragens adequadas e da adoção de uma técnica cirúrgica bem concebida e atraumática, aplicando princípios fundamentais para alcançar a estabilidade inicial e a carga imediata.[90]

A apoptose, ou a morte de células na periferia da osteotomia, ocorre quando o osso é "traumatizado" durante a preparação da osteotomia. Esta morte periférica de células e a sua substituição por osso novo é designada por processo de remodelação e é responsável pela diminuição da estabilidade observada nas primeiras 6 a 8 semanas, tal como descrito por Wang e colegas.[91]

Escreveram que uma abordagem para reduzir a quantidade de morte de osteócitos, e assim reduzir a reabsorção óssea, é limitar o corte do osso e, em vez disso, tentar deformar o osso o suficiente para criar espaço para um implante.

Um implante com um núcleo estreito e roscas progressivamente mais largas e espessas poderia ser utilizado para comprimir lateralmente o osso esponjoso e permitir verticalmente a inserção atraumática do implante.

EVOLUÇÃO DOS PROTOCOLOS CLÍNICOS COM IMPLANTES INCLINADOS IMPLANTES ZIGOMÁTICOS

Os implantes zigomáticos foram introduzidos pela primeira vez em 1998 por um profissional amplamente reconhecido como o "Pai da Implantologia Dentária".

O implante zigomático Branemark foi introduzido para a reabilitação protética de pacientes com defeitos extensos da maxila causados por ressecções tumorais, traumatismos e defeitos congénitos. O osso do arco zigomático foi utilizado para a ancoragem de um implante longo, que, juntamente com os implantes convencionais, pode ser utilizado como âncora para próteses e/ou obturadores. A técnica permitiu uma reabilitação suficiente destes pacientes, proporcionando uma função restaurada e uma estética melhorada. A utilização de múltiplos implantes zigomáticos (por exemplo, dois a três em cada lado) para suportar uma prótese foi sugerida por *Bothur et al.*

Indicações-

- Suporte maxilar posterior em pacientes completamente desdentados com pneumatização sinusal significativa e reabsorção grave do rebordo alveolar posterior.
- Doentes com enxertos ósseos mal sucedidos ou que se recusam a submeter-

se a enxertos ósseos.

- Pacientes que foram submetidos a maxilectomia total ou parcial devido a ressecções de tumores benignos ou malignos, mucormicose, etc.[92]

Contra-indicações

- Infeção aguda dos seios nasais
- Patologia do maxilar ou do zigoma
- Doentes que não podem ser submetidos a cirurgia de implante devido a doença sistémica subjacente não controlada ou maligna.
- Sinusite infecciosa crónica
- Abertura limitada da boca
- Terapia intravascular ativa com bifosfonatos [93]

Uma vez concluído o exame clínico, o exame radiográfico permite um planeamento mais adequado do tratamento do implante zigomático. A tomografia computorizada é crucial para a avaliação do local do implante zigomático e do estado do seio, bem como para o trajeto do implante. A quantidade de osso no arco zigomático e na crista alveolar residual tem de ser explorada. A angulação, o local de emergência esperado e a relação do corpo do implante com o seio maxilar e a parede lateral também são considerados. Com a técnica original, o trajeto do implante zigomático era dentro do seio maxilar, mas agora foi introduzida uma nova técnica que inclui a possibilidade de passagem extra-sinusal do implante, com resultados promissores.[94]

De acordo com *Bedrossian et al*[95] a maxila pode ser dividida em três zonas:

zona 1 - a pré-maxila

zona 2- a área dos pré-molares

zona 3- a área molar.

O médico deve determinar a disponibilidade de osso em todas as três zonas. A tomografia computorizada de feixe cónico pode ser utilizada para determinar a quantidade de osso nestas zonas, bem como no arco zigomático, nas dimensões horizontal e vertical. Na presença de osso adequado nas zonas 1 e 2, o clínico pode considerar a utilização de quatro a seis implantes convencionais, inclinando o mais distal de cada lado para conseguir uma boa distribuição da carga. Deste modo, pode evitar-se a necessidade de enxerto ósseo. A extensão ou posição anterior dos seios nasais, bem como a inclinação das paredes anteriores dos seios nasais, determinam tanto a posição mais posterior do implante distal como a sua angulação.

Directrizes gerais para implantes zigomáticos[96]

As directrizes gerais para os implantes zigomáticos são as seguintes.

- Osso adequado na zona 1 para dois a quatro implantes axiais e falta de osso bilateral nas zonas 2 e 3. Normalmente, são distribuídos dois a quatro implantes convencionais no maxilar anterior mais um implante zigomático em cada lado de pré-molar/molar.

- Osso adequado na zona 1 e falta de osso nas zonas 2 e 3 num só lado. É colocado um único implante zigomático e são colocados implantes convencionais no maxilar anterior e no lado oposto ao implante zigomático.

- Osso inadequado na zona 1 e osso puro adequado nas zonas 2 e 3. Um implante zigomático anterior, juntamente com implantes convencionais posteriores, pode resolver o problema.

- Falta de osso nas três zonas do maxilar. Quatro implantes zigomáticos podem ser utilizados para a reabilitação (Quad Zygoma)

- Osso inadequado nas zonas 1, 2 ou 3 num paciente parcialmente edêntulo. Recomenda-se a colocação de três implantes para suportar uma prótese parcial; a utilização de um implante zigomático em pacientes parcialmente edêntulos requer mais validação clínica antes de se poder defender a sua utilização generalizada.

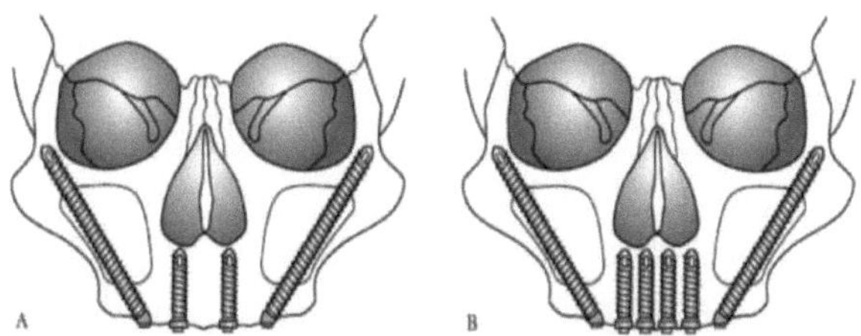

Figure 1A. Pictorial representation of recommended zygoma and standard implant fixtures cross-arch stabilization and fixed restoration. B. Diagramatic representation of zygoma and implant fixtures for restoration with cross-arch stabilization and fixed restoration.

CONCEPÇÃO DE IMPLANTES ZIGOMÁTICOS-

O implante de zigoma é um parafuso de titânio maquinado de comprimento alargado (30-52,5 mm) que é inserido através da parte óssea da crista (ou seja, palatina) do maxilar posterior (reabsorvido) trans-antralmente no interior do osso compacto do zigoma.

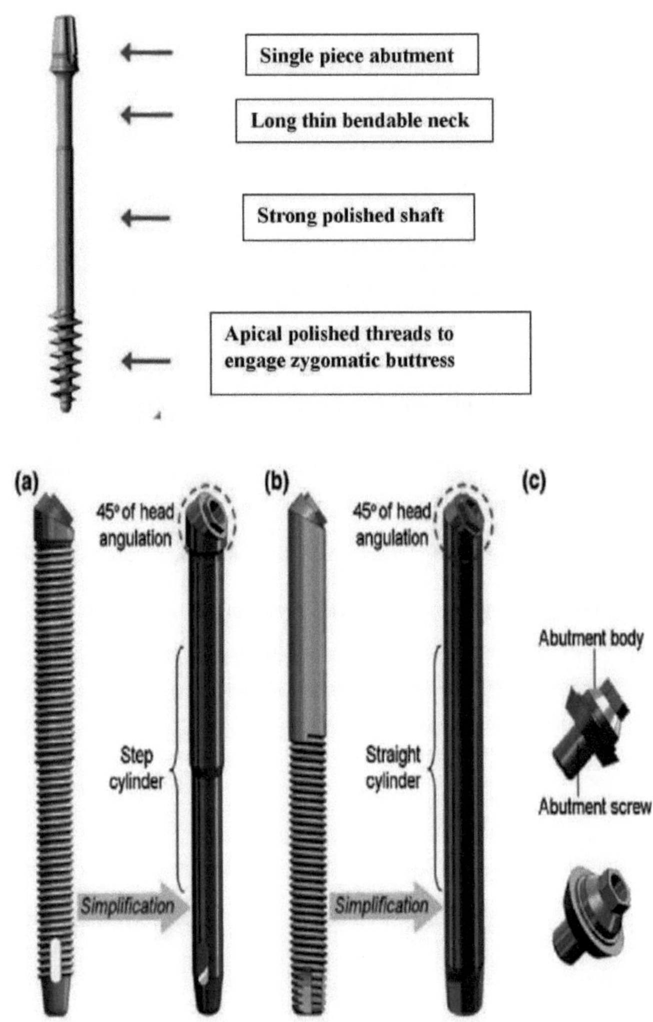

10 Three-dimensional solid models of zygomatic implant body used in (a) intrasinus and (b) extramaxillary approach. (c) Three-dimensional solid model of straight multi-unit abutment

ZYGOMATIC DRILLS

Product	L (mm)	Ø (mm)	Ref:
	54.0	2.9	ZGT29-S
	82.0	2.9	ZGT29
	54.0	3.5	ZGT35-S
	82.0	3.5	ZGT35

GAUGE DEPTH PROBE MEASURING TOOL

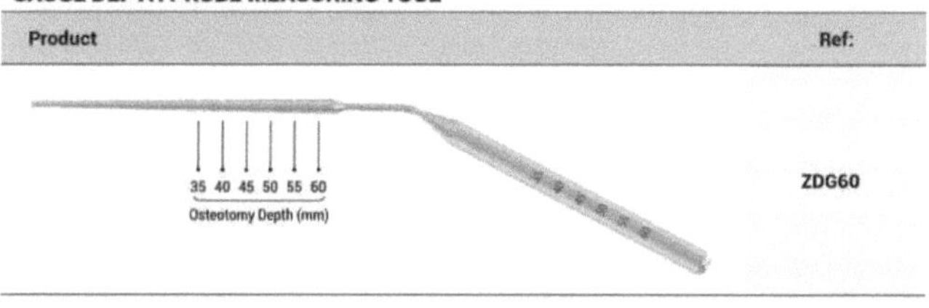

SURGICAL HANDLE DRIVER

Product	H (mm)	Type	Ref:
	143.0	⬡ 2.42	HD
	175.0	⬡ 6.35	RHD

PROTOCOLO CIRÚRGICO ORIGINAL [97]

P-I Branemark introduziu a técnica cirúrgica original (OST) caracterizada por uma entrada palatina e um trajeto intra-sinusal do corpo do implante até à sua ancoragem zigomática e cirurgia em duas fases.

O protocolo atual tenta expor a área através de uma incisão mediana da crista e de incisões verticais de libertação ao longo da parte posterior da crista infra-zigomática e anterior ao local da cirurgia. A crista vertical/limite anterior do arco zigomático é sempre identificada.

Um segundo ponto de referência é o bordo orbital lateral, uma vez que deve ser evitada a interferência com a órbita. Em seguida, um retalho mucoperiosteal é levantado, expondo a parte central/posterior do complexo zigomático, a parede lateral do seio maxilar e a crista alveolar. Um retractor é posicionado para visibilidade e para proteger os tecidos moles.

É utilizado um indicador para determinar a direção da perfuração e o ponto de partida na crista, normalmente a região do segundo pré-molar/primeiro molar. É criada uma janela óssea, com cerca de 10 mm de largura, na parte lateral do seio maxilar, seguindo o trajeto desejado do implante zigomático desde o fundo do seio até ao topo da cavidade sinusal. A membrana do seio é cuidadosamente dissecada, libertada das paredes do seio e colocada na cavidade do seio. É utilizada uma série de brocas para penetrar no processo alveolar e no osso zigomático. O comprimento estimado do implante zigomático é selecionado utilizando um medidor de profundidade. O implante zigomático auto-roscante é colocado com a ajuda de um motor ou manualmente, utilizando um suporte de implante.

Deve ter-se o cuidado de não alargar o orifício palatino durante a inserção, o que é especialmente importante em doentes com osso alveolar/basal fino. Se necessário, podem ser colocadas partículas de osso colhidas localmente à volta do implante, num esforço para diminuir um eventual espaço entre a superfície do implante e o osso palatino. É colocado um parafuso de cobertura no implante e o retalho mucoperiosteal é fechado. A conexão do pilar é normalmente efectuada após um período de cicatrização de 6 meses, utilizando pilares Branemark standard ou multiunit rectos/angulados.

Desvantagens-

- próteses volumosas frequentes
- Comunicação Oro-antral
- infeção do seio axilar

Primeira variação da técnica original.

Stella e Warner, em 2000, seguidos por *Penarrocha et al.*, explicaram a técnica de ranhura sinusal que utiliza uma janela de ranhura através da parede do contraforte do maxilar para visibilidade da inserção do implante. Também enfatizou a importância de colocar a plataforma do zigoma diretamente sobre o rebordo alveolar. A abordagem de Stella-Warner demonstrou uma melhoria significativa da técnica original de inserção de implantes zigomáticos, mas ainda não pretendia resolver complicações como a comunicação oral-antral.[98]

Modificações do protocolo original - a abordagem guiada pela anatomia zigomática (ZAGA)

Em 2011 e 2012, Aparicio e colegas descreveram a abordagem guiada pela anatomia do zigoma (ZAGA) como um novo protocolo desenvolvido para ultrapassar as desvantagens da técnica original, bem como as abordagens extra-sinusais, que se centra na colocação de implantes zigomáticos de forma protética e de acordo com a anatomia do paciente. Esta técnica baseia-se no reconhecimento da existência de diferenças anatómicas inter-individuais, bem como de variações intra-individuais. A preparação do local do implante é agora orientada pela anatomia da área, e não é aberta qualquer janela ou fenda inicial na parede lateral do seio maxilar.

O Conceito ZAGA ajuda o cirurgião a compreender as variações anatómicas e, consequentemente, a determinar a posição ideal do implante protético, juntamente com uma ancoragem optimizada, uma distribuição adequada da carga e a atingir objectivos cruciais a longo prazo de selagem adequada do seio ósseo e tecido mole estável em redor do implante. [99]

Assim, dependendo da relação entre o contraforte zigomático e o ponto de partida intra-oral do implante zigomático, o trajeto do corpo do implante irá variar de totalmente intrasinus a totalmente extra-sinus. Por outras palavras, a nova abordagem mencionada para a colocação do implante zigomático não é nem "interna" nem "externa" à parede do seio, mas, em vez disso, promove a colocação do implante zigomático de acordo com a anatomia do paciente.

Foram identificadas cinco formas esqueléticas básicas do complexo zigomático e crista alveolar e as vias de implantação subsequentes. Consequentemente, foi proposto um sistema de classificação composto por cinco grupos, nomeadamente ZAGA 0-IV

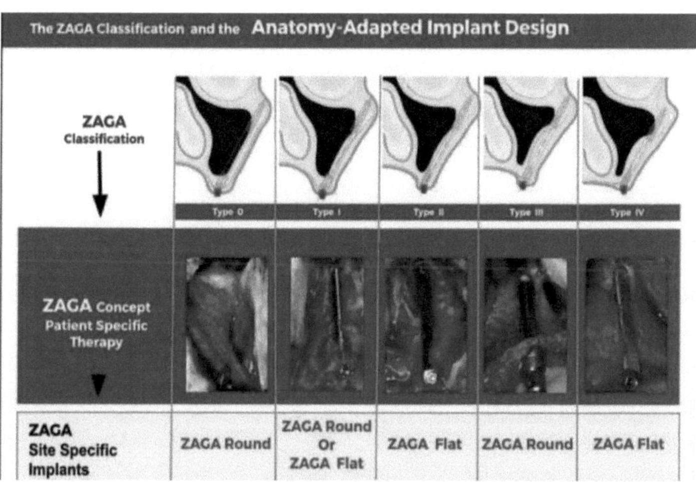

Fig.1-Parte superior, representação esquemática dos cinco tipos possíveis de trajectórias do implante zigomático de acordo com a classificação ZAGA para a parede maxilar e crista alveolar. Na parte central, imagens clínicas da trajetória individualizada do implante em função das diferentes anatomias. Na parte inferior, os desenhos de implantes específicos do local são escolhidos de acordo com as trajectórias dos implantes.

A razão de ser da técnica ZAGA é proporcionar um tratamento personalizado a cada paciente, em função da sua apresentação anatómica individual. As variações da anatomia tornam necessária a utilização de diferentes tipos de desenhos de implantes. Por conseguinte, são introduzidos dois tipos de novos desenhos e secções de implantes zigomáticos:

- **ZAGA Round** utilizado para a osteotomia tipo túnel ZAGA
- **ZAGA Flat** indicado para a osteotomia do tipo canal ZAGA (Fig. 1).

Na técnica ZAGA, a anatomia do osso zigomático, da maxila e do seio maxilar rege a preparação do local do implante. Os factores anatómicos, biomecânicos e protéticos determinam o ponto de entrada coronal ao nível do processo alveolar para obter um resultado protético ótimo. A anatomia do osso zigomático e o número e desenho necessários dos implantes determinam o ponto de entrada zigomático. Estes dois pontos definem a trajetória do implante, que por sua vez determina a preparação e o percurso do corpo do implante. Na técnica ZAGA, o trajeto do corpo do implante pode variar de um trajeto total extra-sinusal a um trajeto total intra-sinusal. De facto, o tipo de trajetória do implante determinará a escolha do desenho do implante.[100]

Acesso cirúrgico ZAGA

É efectuada uma incisão palatina ligeiramente biselada a partir da face vestibular posterior da tuberosidade maxilar até à linha média. É efectuada uma incisão vertical ascendente de libertação vestibular até à espinha nasal. O objetivo do posicionamento palatino é a prevenção de eventuais deiscências dos tecidos moles, deslocando o volume adequado de tecido conjuntivo de palatino para vestibular. Uma aba mucoperiosteal é elevada com dissectores modificados (Salvin Instruments, kit ZAGA) para expor a crista alveolar, o nervo infra-orbital e as paredes maxilares posteriores e laterais até ao bordo superior do arco zigomático. Para uma inserção menos traumática de implantes zigomáticos unilaterais, é aconselhado um retalho hemi-maxilar. Quando se planeia a colocação de implantes regulares abaixo da cavidade nasal, o pavimento da cavidade deve ser elevado para proteger a integridade da sua mucosa. Um retractor modificado (Salvin Instruments, kit ZAGA) com um gancho distal é ancorado no bordo superior do arco zigomático.[101]

Passos e critérios ZAGA para determinar a posição ideal do implante

É utilizada uma técnica de três passos para selecionar a posição ideal do implante imediatamente após a incisão e elevação da aba mucoperiosteal, respeitando as directrizes ZAGA.

- Determinar a posição ideal da cabeça do implante ao nível coronal.
- Selecionar o ponto de entrada no osso zigomático.
- Ligar os dois pontos

O passo inicial da colocação do implante é a identificação do ponto de entrada coronal intra-oral. Este é regido por considerações anatómicas, biomecânicas e protéticas. Uma vez que o objetivo da reabilitação com implantes é a obtenção de uma prótese natural, o ponto de partida (emergência da cabeça do implante) deve ser no topo ou próximo do topo da crista do rebordo alveolar para obter um desenho protético menos volumoso e estético que seja fácil de limpar e não interfira com a língua.

Para estabelecer a emergência da cabeça do implante a meio da crista, é predominante colocar o ponto de entrada no aspeto palatino do rebordo alveolar. O operador deve ter em consideração os critérios anatómicos ao determinar a posição da cabeça do implante no eixo ortorradial vestibular-palatino.

Quando são planeados dois implantes zigomáticos, é aconselhada uma entrada mesial-distal ao nível da região do segundo pré-molar ou do primeiro molar para uma distribuição equilibrada da carga e um comprimento mínimo do cantilever. Quando estão planeados quatro implantes zigomáticos, os implantes anteriores devem ser posicionados entre os dentes laterais para evitar cantilevers mesiais extensos. Os implantes zigomáticos não devem ser inseridos demasiado perto ou paralelos uns aos outros. Os desenhos de implantes demasiado largos (5 mm de diâmetro) podem resultar na colocação de implantes próximos ou paralelos e impedir uma distribuição óptima dos implantes.[102]

Complicações

- As potenciais complicações da realização da primeira osteotomia junto à crista são o risco de comunicação sinusal precoce ou tardia e a recessão dos tecidos moles à volta da cabeça ou do corpo do implante.
- Uma posição mais vestibular do implante pode causar deiscência mucogengival.
- Penetração e lesão do pavimento orbital
- Parestesia do nervo infra-orbital

Aparicio et al, em 2008, efectuaram um estudo no qual foram colocados 47 implantes zigomáticos em 25 pacientes consecutivos com uma média de idades de 48 anos e com menos de 4 mm de altura e largura óssea disponível. O acompanhamento foi realizado em 1, 4 e 12 meses, e anualmente de 2 a 5 anos. Observou-se que 100% dos implantes zigomáticos apresentaram um bom prognóstico até ao período de tempo observado.

Duarte et al, em 2020, realizaram um estudo em 12 pacientes não fumadores com maxila edêntula. Foram colocados 2 implantes zigomáticos bilateralmente, combinados com dois implantes curtos colocados na pré-maxila. Foram colocados um total de 24 implantes zigomáticos e o acompanhamento foi efectuado até aos 60 meses, tendo-se verificado que a taxa de sobrevivência dos implantes foi de 100%.

Wang et al, em 2021, realizaram um estudo em 15 pacientes com maxila edêntula e altura e largura inadequadas, nos quais foi colocado um implante zigomático quádruplo e foi efectuado um acompanhamento até 17 meses. Observaram uma taxa de insucesso do implante de 2% nesse estudo.

CONCEITO ALL ON FOUR

A prótese fixa suportada por implantes é impossível em alguns dos pacientes completamente desdentados, devido à disponibilidade inadequada de osso alveolar residual, à proximidade do nervo, etc. Nestes casos comprometidos, é necessária a transposição do nervo e o enxerto para ultrapassar estes problemas. Uma alternativa a este tipo de problema é o conceito "ALL ON FOUR" que foi apresentado por Paulo Malo e seus colaboradores no ano de 2003.[103]

A carga imediata de próteses dentárias implanto-suportadas na mandíbula edêntula tornou-se altamente bem sucedida e previsível. O foco mudou para o desenvolvimento de protocolos simples e económicos, como o sistema Branemark Novum® da Nobel Biocare, no qual todos os componentes são pré-fabricados. Em vez de colocar vários implantes, os protocolos actuais defendem a colocação imediata de alguns implantes. A investigação sugere que quatro implantes, estrategicamente colocados como "pedras angulares" - dois posteriormente e dois anteriormente - com uma ancoragem óptima, proporcionam taxas de sucesso elevadas para próteses de arcada completa. Estudos recentes demonstraram as vantagens da inclinação dos implantes e da utilização de implantes mais longos com uma boa ancoragem cortical para um suporte protético ótimo.

Este método preconiza a inclinação dos implantes distais em arcadas edêntulas, o que permite a colocação de implantes mais longos, um melhor suporte protético com um braço cantilever mais curto, uma melhor distância entre implantes, uma melhor ancoragem e um aumento da propagação AP no osso [Tabela/Fig-1]. O conceito de tratamento "All-on-4" foi desenvolvido por Paulo Malo com pilares multi-unit rectos e angulados, para proporcionar aos pacientes edêntulos uma restauração de arcada completa com carga imediata e apenas quatro implantes.

-Dois colocados verticalmente na região anterior e dois colocados até um ângulo de 45 graus na região posterior.

Quando utilizados na mandíbula, a inclinação dos implantes posteriores permite obter uma boa ancoragem óssea sem interferir com o forame mental. Em maxilares severamente reabsorvidos, os implantes inclinados são uma alternativa ao aumento do pavimento sinusal.[104]

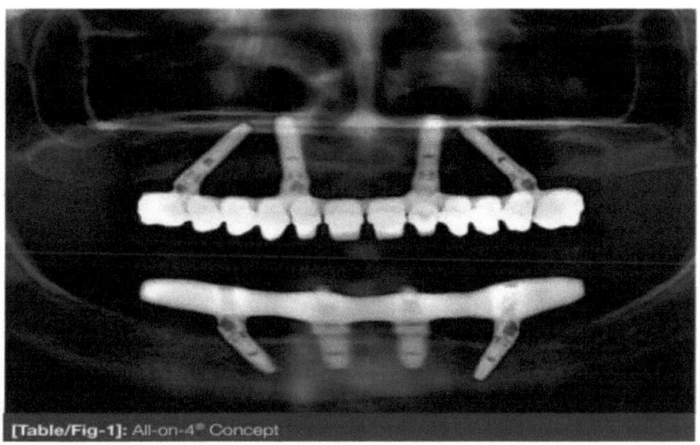
[Table/Fig-1]: All-on-4® Concept

Considerações de carácter geral

- Para alcançar a estabilidade primária do implante (binário de inserção de 35 a 45 N cm).
- Indicado com uma largura mínima de osso de 5 mm e uma altura mínima de osso de 10 mm de canino a canino na maxila e 8 mm na mandíbula.
- Se a angulação for de 30 graus ou mais, os implantes inclinados podem ser imobilizados
- Um espaço inter-arcos inadequado, especialmente em tratamentos combinados maxilo-mandibulares All on 4, leva ao fracasso protético. É necessário um espaço inter-arcos mínimo de 20 mm entre as arcadas para que haja espaço para o pilar, a barra de titânio e a restauração protética. [105]
- Para implantes posteriores inclinados, os orifícios de acesso ao parafuso distal devem estar localizados na face oclusal do primeiro molar, do segundo pré-molar ou do primeiro pré-molar.[106]

Vantagens do conceito All-on-4

- Os implantes posteriores angulados evitam as estruturas anatómicas
- Os implantes posteriores angulados permitem implantes mais longos

ancorados em osso de melhor qualidade

- Reduz o cantilever posterior
- Elimina os enxertos ósseos na maxila e na mandíbula endentadas na

maioria dos casos

- Elevadas taxas de sucesso
- Implantes bem espaçados, boa biomecânica, mais fáceis de limpar
- Função e estética imediatas
- Redução dos custos devido ao menor número de implantes e ao facto de se evitar o enxerto na maioria dos casos.

Limitações

- Bom estado de saúde geral e higiene oral aceitável;
- Osso suficiente para 4 implantes de, pelo menos, 10 mm de comprimento;

e

- Os implantes atingem uma estabilidade suficiente para uma função

imediata.

Desvantagens

- A colocação cirúrgica arbitrária e à mão livre do implante nem sempre é possível, uma vez que a colocação do implante é completamente orientada para a prótese.
- O comprimento do cantilever na prótese não pode ser alargado para além

do limite.

- É muito sensível à técnica e requer uma preparação pré-cirúrgica elaborada, como CAD/CAM, tala cirúrgica.
- O comprimento do cantilever na prótese não pode ser alargado para além

do limite.

Procedimento cirúrgico [Tabela/Figura 2]

Step 1	Selection Of Case Satisfying The Inclusion Criteria
Step 2	Planning Implant Placement Using All-On-4® Guide(Prefered)
Step 3	Location Of Maxillary Antrum And Mental Foramen With All-On-4® Guide
Step 4	Implant Placement Done Following The Protocols

[Table/Fig-2]: Surgical technique

Os implantes na maxila são colocados com dois implantes distais na região posterior, que são inclinados anteriormente ao antro maxilar, enquanto na mandíbula os implantes são posicionados anteriormente ao forame mental. Devem ser inseridos com uma angulação de 30°-45°. A utilização da guia cirúrgica All-on-4® ajuda a garantir a colocação dos implantes com um posicionamento, angulação e emergência correctos. A guia é colocada numa osteotomia de 2 mm efectuada na posição da linha média da maxila ou da mandíbula e a banda de titânio é contornada para seguir o arco da arcada oposta. A guia também ajuda a retrair a língua em casos mandibulares. As linhas verticais na guia são utilizadas como referência para perfurar na angulação correcta, que não deve ser superior a 45° . As outras guias que podem ser utilizadas para a colocação de implantes são a Template, os pinos angulados e a Denture.

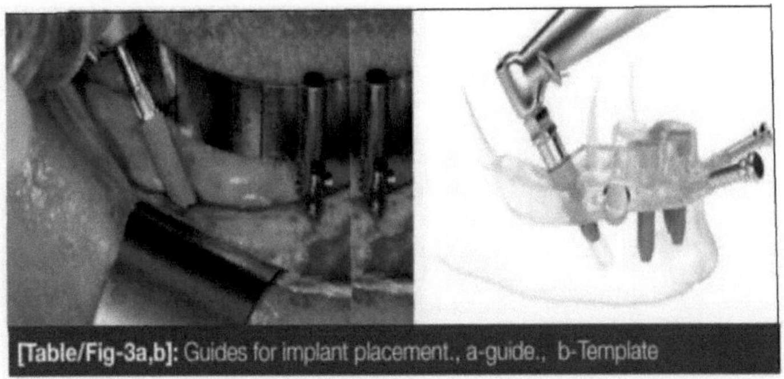
[Table/Fig-3a,b]: Guides for implant placement., a-guide., b-Template

Estão disponíveis pilares rectos, pilares multiunit 17° e pilares angulados 30° com diferentes alturas de colo para serem colocados nos implantes. Estes são utilizados para obter o acesso correto, permitindo um paralelismo relativo, de modo a que a prótese rígida possa ser assentada passivamente.

Padrões de tensão nos implantes em próteses suportadas por quatro ou seis implantes

Um estudo a longo prazo não encontrou diferenças significativas na sobrevivência dos implantes numa comparação de próteses maxilares completas suportadas por quatro ou seis implantes. A localização do stress e os padrões de distribuição foram muito semelhantes nos modelos de quatro e seis implantes. O cantilever deve ser minimizado, uma vez que a sua presença aumenta muito o stress no implante distal, independentemente de a prótese ser ou não suportada por quatro ou seis implantes.[107]

Padrões de tensão em torno de implantes angulados distais na configuração do conceito All-on-4

Um estudo analisou os padrões de deformação fotoelástica em torno de implantes distais colocados a **0°**, **15°**, **30°** e 45°. Não se registou uma diferença notável na magnitude da tensão entre os modelos de implantes colocados a 0, 15, 30. Mas o aumento do padrão de deformação para implantes com ângulo de **45°** mostrou um aumento da magnitude da deformação, porque o osso peri-implantar que rodeia o pilar distal com ângulo de **45°** pode ser mais propenso a sobrecarga oclusal do que o osso que rodeia implantes com inclinações menores. [108]

Pilares angulados

Em geral, a magnitude da tensão e da deformação para os pilares angulados estava dentro ou ligeiramente acima dos limites fisiológicos. A utilização de pilares angulados em dois implantes inclinados colocados numa arcada curva e com esplintagem transversal à arcada pode ajudar a diminuir as tensões à volta dos implantes distais[109] .

Carga sobre o osso em cicatrização

A sobrecarga e a fratura ocorrem mais rapidamente no osso em cicatrização do que no osso normal.[110] A carga oclusal no período imediatamente a seguir à colocação pode ser suficiente para causar microdanos no osso que rodeia o implante, embora a mesma carga não o faça após a cicatrização e adaptação do osso ao implante.

O conceito All-on-4® defende a carga imediata. Uma ligeira carga sobre o osso em cicatrização encurta o tempo de cicatrização em vez de o prolongar.[111] Os implantes com carga imediata osseointegram-se desde que as forças e a micromovimentação do implante sejam controladas.

Colocação imediata do alvéolo de extração

A esplintagem dos implantes pode proporcionar uma transferência de carga mais segura em cada implante e, por isso, a colocação em locais de osso de extração cicatrizado ou recente pode não influenciar a sobrevivência do implante ao reabilitar mandíbulas totalmente edêntulas.[112]

Do ponto de vista cirúrgico, os aspectos mais notáveis são a preparação cuidadosa do local do implante (incluindo a remoção de pancadas), a utilização de implantes com um binário relativamente baixo, a preparação de uma plataforma óssea para nivelar o rebordo alveolar e estabelecer locais óptimos para os implantes e a disponibilização de um espaço interoclusal adequado.

Do ponto de vista protético, acredita-se que a elevada taxa de sucesso obtida com este protocolo, incluindo a perda óssea mínima, mesmo com múltiplas extracções e redução óssea, seguida de uma função imediata, seja o resultado de

• Esplintagem estável de todos os quatro implantes com o provisório imediatamente após a cirurgia,

• Ajuste oclusal cuidadoso para proporcionar uma oclusão bilateral nas áreas do canino e do primeiro pré-molar,

- Evitar o contacto oclusal em direção à parte distal da prótese e maximizar a extensão antero-posterior.[113]

Um spread antero-posterior que minimize os cantilevers distais e estabeleça uma estabilidade de quatro pontos bem distribuída contribui para o sucesso do implante e da prótese. A carga e a função imediatas do implante no contexto da extração dentária podem ser realizadas com um elevado grau de confiança.

Valores A-P-spread e cantilever [Tabela/Fig-4]

Rangert fornece directrizes simples para o controlo das cargas oclusais sobre os implantes e a reconstrução protética - foi proposto um A-P-spread (distância de distribuição entre os implantes mais anteriores e mais posteriores) de 10 mm para um cantilever de 20 mm (2xA-P-spread) para os ISFP mandibulares English propôs, de forma anedótica, que uma regra geral muito razoável para determinar o cantilever posterior nos ISFP mandibulares deveria ser 1,5 vezes o A-P-spread. De acordo com English, isto permitiria um cantilever posterior de 10-12 mm para a mandíbula, enquanto o cantilever posterior dos ISFP maxilares deveria ser reduzido para 6-8 mm devido à baixa densidade óssea.[114]

As coifas de impressão multi-unit de moldeira aberta são colocadas nos pilares multi-unit, que são depois esplintados com uma resina autopolimerizável de baixa contração (resina de padrão GC) e barras de arame [Tabela/ Fig-5,6a]. Isto assegura uma transferência exacta sem deslocação acidental das coifas de impressão. É efectuada uma moldagem em moldeira aberta com um material de polivinil siloxano rígido (3M ESPE Imprint Putty) para captar as posições dos implantes e dos tecidos moles.

A prótese provisória de resina totalmente acrílica é então construída e entregue ao paciente dentro de algumas horas ou durante a noite. A prótese provisória é apertada com um torque de 15 Ncm. O paciente é reavaliado ao fim de uma semana, três semanas, três meses e depois anualmente.

Na consulta dos três meses, pode iniciar-se o fabrico da ponte definitiva. A solução de restauração definitiva pode ser a:

1. Prótese fixa concebida por CAD/CAM com estrutura em zircónio ou titânio. As coroas individuais são cimentadas na estrutura final da ponte.

2. Prótese fixa com estrutura de titânio ou zircónia concebida por CAD/CAM com revestimento acrílico [Tabela/Fig-6b].

3. Prótese fixa com metal fundido e porcelana de revestimento.

4. Prótese definitiva amovível: por exemplo, sobredentadura de barra fresada, sobredentadura de encaixe MK1.

Rangert	10 mm for a cantilever of 20 mm (2xA-P-spread)for mandibular ISFPs
English	ISFPs should be 1.5 times A-P-spread for mandible maxillary ISFP posterior cantilever should be reduced to 6-8mm due low bone density

[Table/Fig-4]: A-P spread

Step 1	Open tray impression made with wire and GC resin splinting for improved accuracy
Step 2	Final impressions after integration is verified, being splinted with GC resin and metal.
Step 3	All ceramic Zirconia bridge being designed with CAD/CAM technology
Step 4	Use of CAD/CAM zirconia bridge or Titanium framework milled for crown cementation
Step 5	Crowns luted to zirconia framework
Step 6	Implant-supported zirconia bridge framework with individual crowns luted

[Table/Fig-5]: Prosthetic phase

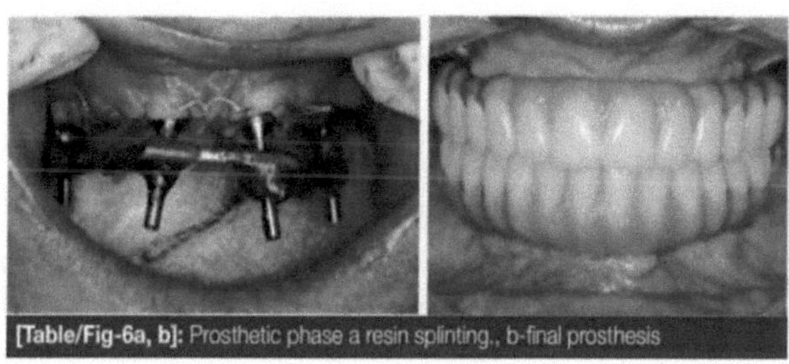

[Table/Fig-6a, b]: Prosthetic phase a resin splinting., b-final prosthesis

Comparação da estrutura da superestrutura

Os primeiros pacientes com próteses completas fixas receberam estruturas de liga de Cr-Co com dentes de resina. Este protocolo foi modificado ao longo do tempo e foi introduzida a fundição de ligas de ouro para proporcionar uma oclusão mais estável em metal e permitir o revestimento da estrutura com porcelana; no entanto, em caso de reabsorção óssea grave, era necessário fundir uma grande quantidade de ligas de ouro. Para evitar problemas com a fundição, foram introduzidas algumas abordagens sem fundição, como cilindros/barras de liga de ouro pré-usinados e estruturas de titânio soldadas a laser. Mais recentemente, foi desenvolvido um novo protocolo baseado na utilização de fresagem controlada por computador de um bloco sólido de titânio, que não apresenta os desafios técnicos inerentes às abordagens anteriores.[115]

Aspeto oclusal

Muitas falhas de implantes podem ser atribuídas a um desenho oclusal incorreto, que pode concentrar tensões no osso e levar a uma rápida reabsorção óssea. O objetivo de qualquer procedimento protético deve incluir o estabelecimento de uma oclusão funcional.[116] Os requisitos básicos do esquema oclusal da superestrutura protética de implantes são

1. Estabelecimento de relações estáveis entre os maxilares com contactos intercuspais máximos idênticos bilateralmente
2. Estabelecimento da "liberdade em cêntrico" dentro do esquema oclusal global
3. Eliminação de qualquer interferência entre as posições de contacto máxima intercuspídea e retruída
4. Proporciona movimentos mandibulares harmónicos e livres com contactos dentários leves durante as manobras laterais e protrusivas.

Esquema oclusal para carga imediata do conceito All-on Four

Evitar ou minimizar o comprimento do cantilever. Contactos pontuais bilaterais simultâneos em todos os dentes, excluindo os dentes distais à emergência do implante. Nos movimentos laterais, função de grupo ou orientação com trajectórias lineares planas e sobreposição vertical mínima, excluindo os dentes em cantilever. Nos movimentos protrusivos, orientação distribuída em todos os dentes anteriores, incluindo caninos, com trajectórias lineares planas e sobreposição vertical mínima. Mesmo que a prótese implanto-suportada se oponha a uma prótese total amovível, nos movimentos excursivos evitar contactos de equilíbrio.

Esquema oclusal para a prótese definitiva All-on-Four [Tabela/Fig-7]

Contactos pontuais bilaterais simultâneos nos dentes caninos e posteriores e contactos de raspagem nos incisivos. Nos movimentos laterais, orientação do canino oposta à dentição natural, função de grupo oposta à ponte implanto-suportada posterior com trajectórias lineares planas e sobreposição vertical mínima [Tabela/Fig-7a,b]. Se a prótese implanto-suportada se opuser à remoção, a prótese total ou a sobredentadura implanto-suportada ou uma prótese parcial fundida de extensão distal deixam o dente mais distal ligeiramente fora de oclusão e, em movimentos excursivos, procuram um ou mais contactos de equilíbrio, planeando um maior espaço ântero-posterior nos dentes anteriores. O padrão oclusal deve ter cúspides relativamente planas, ou seja, a inclinação dos planos das cúspides deve ser menor do que as inclinações da trajetória condilar.

- Prótese completa oposta ao conceito All-on-4
- Sobredentadura oposta ao conceito All-on-4
- Fixação de precisão que se opõe ao conceito All-on-4
- Prótese parcial fundida opondo-se ao conceito All-on-4

- Dente distal fora de oclusão

- Contactos de equilíbrio

- Planeamento de um maior espaço ântero-posterior nos dentes anteriores Uma vez que os dentes do cantilever distal são menos carregados, é de esperar que as superfícies de guia dos incisivos e caninos sofram abrasões crescentes com o tempo, eliminando assim contactos laterais prematuros ou não funcionais no cantilever distal. [117]

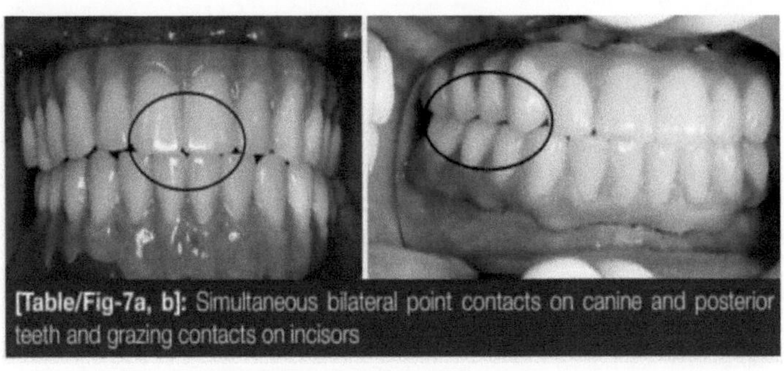

[Table/Fig-7a, b]: Simultaneous bilateral point contacts on canine and posterior teeth and grazing contacts on incisors

"VARIAÇÕES "TUDO EM 4

All-on-4: implantes de zigoma e zigoma quádruplo

Branemark desenvolveu inicialmente implantes de zigoma por 3 razões principais como a sua modalidade de tratamento para (1) defeito maxilar com ressecção pós-cancro (CA), (2) trauma, (3) atrofia maxilar grave. O conceito dos implantes zigomáticos consiste em utilizar o osso disponível num local distante quando o local é insuficiente. O ápice do implante é encaixado no corpo do zigoma, atravessando o seio maxilar e emergindo da posição do primeiro molar num ângulo de 45°.[118]

Bedrossian categoriza radiograficamente a maxila em 3 zonas: zona 1 pré-maxila, zona 2 pré-molar, zona 3 molar (Fig. 3). Os implantes zigomáticos são indicados quando não existe osso suficiente nas regiões pré-molar e molar, deixando apenas disponível a pré-maxila anterior. A configuração dos implantes será de 2 implantes axiais na posição anterior e 2 implantes zigomáticos na região posterior (Fig. 4). Se não houver absolutamente nenhum osso disponível no maxilar, o Quad Zygoma utiliza 4 implantes zigomáticos para suportar uma prótese de arcada completa.[119]

All-on-4 "V-4"

Em 2009, Jensen e Adams[120] descreveram 2 relatos de casos de um conceito "All-on-4" denominado "V-4" e a forma como estes implantes são colocados principalmente numa formação deste tipo na mandíbula anterior. O conceito "All-on-4" "V-4" é indicado para pacientes com atrofia mandibular grave, normalmente com 5 a 7 mm de osso nativo remanescente. Estes 4 implantes são colocados num ângulo de 30 para ajudar a suportar uma prótese de arcada completa.

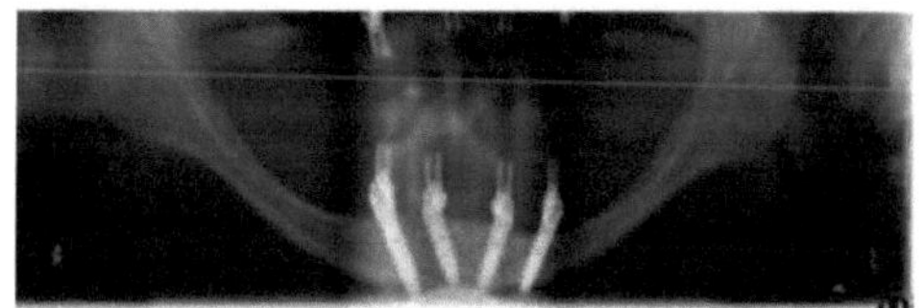

TODOS EM PRATELEIRAS DE 4

MAXILLA

Em 2010, Jensen e colegas[121] descreveram uma variação da técnica "All-on-4" denominada All-on-4 Shelf. Esta técnica recria a topografia do alvéolo através da redução óssea, permitindo a colocação estratégica de implantes numa configuração em "M" quando vista de frente. Esta abordagem trata a reabsorção maxilar ligeira a grave, descobrindo osso basal mais espesso e assegurando uma distância interoclusal de 22 mm. Os implantes convergem em ângulos de 30 graus, ancorados no osso nativo no "ponto S" e no "ponto M", melhorando a distribuição da carga ao longo do rebordo alveolar.

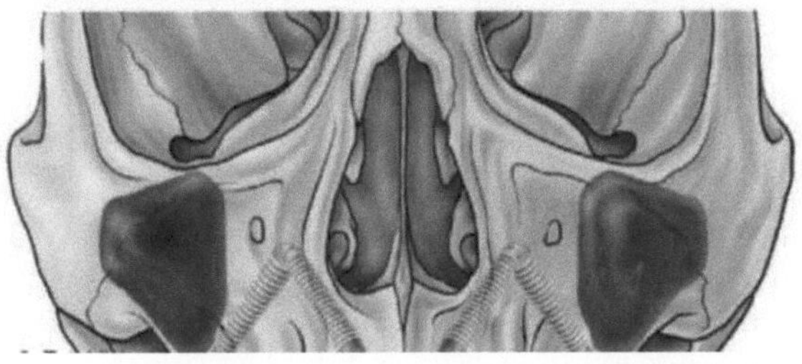

MANIPULÁVEL

Em 2011, Jensen e colegas[122] introduziram a técnica All-on-4 Shelf: Mandíbula, aplicando a mesma estratégia de redução óssea utilizada na versão Maxila. Esta abordagem reabilita a arcada edêntula usando redução óssea em vez de aumento. Um rebordo alveolar plano e um espaço inter-arcos mínimo de 20 mm são pré-requisitos. A configuração dos implantes reflecte o desenho All-on-4 de Malo, com duas excepções relativamente aos implantes posteriores. Em primeiro lugar, é utilizado um rácio de 1:1 para determinar o ângulo de inclinação do implante posterior, com base na altura óssea disponível desde o osso alveolar até ao nervo mental (ponto N). Em segundo lugar, quando existe osso suficiente acima do nervo alveolar inferior, o implante posterior pode ser posicionado atrás do forame mentoniano de forma transalveolar, envolvendo o córtex lingual para uma melhor propagação anterior-posterior.

TUDO EM 4 ABORDAGEM TRANS-SINUSAL

Em 2012, Jensen e colegas[123] introduziram a técnica All-on-4 trans sinus, uma alternativa aos implantes zigomáticos. Este método combina o enxerto do pavimento sinusal com a colocação de implantes trans-sinusais e função imediata. É adequado para pacientes com maxila atrófica, pós-All-on-4 Shelf: Redução óssea da maxila, ou seio pneumatizado na região do canino/incisivo lateral. Os implantes são posicionados numa configuração em "M", encaixando o "ponto M" no rebordo piriforme com implantes de 15-18 mm de comprimento com um torque de 35 Ncm e inserção imediata do pilar a 15 Ncm para carga imediata.

"All-on-4" maxilla and mandibular resorption treatment options		
Mild	**Moderately**	**Severe**
Maxilla Resorption Treatment Options		
1. "All-on-4"	1. "All-on-4"	1. Zygoma
2. All-on-4: Shelf	2. All-on-4: Shelf	2. Quad zygoma
		3. All-on-4: Shelf
		4. Transsinus technique
Mandibular Resorption Treatment Options		
1. "All-on-4"	1. "All-on-4"	1. All-on-4: "V-4"
2. All-on-4: Shelf	2. All-on-4: Shelf	

Um estudo clínico retrospetivo que incluiu 242 pacientes com 968 implantes com carga imediata suportando próteses fixas maxilares completas em acrílico demonstrou uma elevada taxa de sobrevivência de 93% ao nível do paciente e de 98% ao nível do implante após 5 anos de acompanhamento. Estudos recentes encorajaram a utilização do conceito All-on-4®, salientando que, ao planear uma reabilitação fixa num maxilar edêntulo utilizando quatro implantes, a qualidade do osso, o comprimento dos implantes, os hábitos do paciente e o comprimento do cantilever esperado devem ser considerados [124]

IMPLANTES CORTICO-BASAIS

De acordo com o conceito de implantologia basal, o osso maxilar é composto por duas partes: o alvéolo dentário ou parte da crista e o osso basal. O osso da crista é menos denso por natureza e está exposto a infecções causadas por patologias dentárias, lesões ou factores iatrogénicos e, por conseguinte, está sujeito a uma taxa de reabsorção mais elevada, ao passo que o osso basal é fortemente corticado e raramente está sujeito a infecções e reabsorção. É este, ou seja, o osso basal, que pode oferecer um excelente suporte aos implantes devido à sua natureza densamente corticada, ao mesmo tempo que a capacidade de carga do osso basal é muitas vezes superior à oferecida pelo osso esponjoso da crista. Este raciocínio tem origem na cirurgia ortopédica e na experiência de que as áreas corticais são essenciais, uma vez que são resistentes à reabsorção, pelo que os implantes basais são também designados por "implantes ortopédicos" [125] [126] [127] [128]

Tipos de implantes basais com base na morfologia

Existem quatro tipos básicos de implantes basais disponíveis

I Forma do parafuso.

II Forma do disco.

III Forma de placa.

IV Outras formas.

Ambos os tipos podem ainda ser classificados em

I. Forma de parafuso

a. Desenho do parafuso de compressão (Implante KOS)

b. Desenho de parafuso bi-cortical (implante BCS)

c. Design de parafuso de compressão + parafuso bi-cortical (implante KOS Plus)

II. Formulário de disco

(Implante Basal Osseointegrado (BOI) / Implante Trans-Osseo (TOI) / Implante Lateral)

1) De acordo com a ligação do pilar

i. Implante de peça única.

ii. Ligação roscada externa.

iii. Ligação roscada interna

a) Hexágono externo.

b) Octógono externo.

2) De acordo com o desenho da placa basal

i. Discos basais com bordos angulosos.

ii. Discos basais com bordos planos também designados por implante tipo S.

3) De acordo com o número de discos

i. Disco único.

ii. Disco duplo.

iii. Disco triplo

. III. Forma da placa

a. Implante BOI-BAC.

b. Implante BOI-BAC2.

IV. Outras formas

a. Implante TPG (Tuberopterygoid).

b. Implante ZSI (Parafuso Zygoma).

Morfologia dos implantes

Os implantes BOI e BCS atualmente produzidos têm uma superfície lisa e polida, uma vez que se verificou que as superfícies polidas são menos propensas a inflamação (mucosite, periimplantite) do que as superfícies rugosas. Os implantes KOS e KOS Plus são tratados à superfície (jato de areia e granalha com subsequente ataque ácido), no entanto, o colo do implante é mantido altamente polido no implante KOS. No implante KOS Plus, o colo do implante e a parte do parafuso cortical basal são mantidos fortemente polidos.

A. Morfologia dos implantes BOI -

O implante BOI é fabricado em titânio puro ou numa liga de titânio e molibdénio para aumentar a resistência do implante.[129 130]

Estas podem ser de uma ou duas peças, sendo as seguintes as partes do implante BOI (Fig.1)

a) Parte do pilar

Nos implantes BOI de peça única, a porção do pilar é cónica e permanece exposta na cavidade oral, ao passo que nos implantes BOI de duas peças, a porção do pilar pode ser um parafuso roscado externamente ou um parafuso roscado internamente com uma plataforma de restauração hexagonal ou octogonal externa.[131]

b. Pescoço

É a porção que se encontra diretamente abaixo da porção do pilar. Esta porção pode ou não ser constringida em diâmetro; a constrição proporciona uma melhor adaptação gengival pós-cicatrização e também reduz a rigidez e permite uma flexão de 15°-25°.

c. Eixo vertical

É a parte que liga todos os componentes do implante. A haste é mantida lisa e polida para evitar a acumulação de placa e a inflamação; além disso, pode ser elástica ou rígida, dependendo do diâmetro e do tipo de titânio utilizado. A haste vertical é apenas um componente de suporte de carga e tem normalmente 10 a 13,5 mm de comprimento.[132]

d. Disco Crestal

É o primeiro disco do implante. É designado por disco da crista porque se encontra no osso da crista após a colocação do implante. Este disco tem um duplo objetivo, ou seja, imediatamente após a colocação do implante, este disco proporciona e mantém a estabilidade primária e, após a osteointegração, este disco converte-se num componente de suporte e distribuição de carga.[133 134]

e. Disco basal

É o segundo disco na base do implante e é o último componente do corpo do implante. Esta parte também é mantida polida e é um componente de suporte e distribuição de carga. A parte do eixo ligada ao disco basal é elástica e também pode ser dobrada em 15°-25°. A distância entre os discos crestal e basal é normalmente de 5 mm.

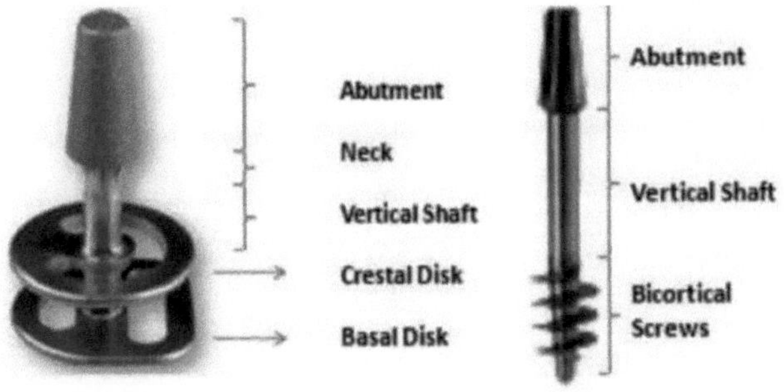

Figure-1: Basal Disk Implant / Basal Osseointegrated Implant (BOI); **Figure-2:** Bi-Cortical Screw (BCS) Implant

B. Morfologia do implante BCS

Trata-se de implantes de peça única concebidos de forma semelhante ao implante BOI, com modificações no pilar e na porção do implante. O pilar do implante BCS pode ser cónico reto, cónico angulado e pilares Multi-Unit. Ao contrário do implante BOI, que é composto por discos na porção do implante, o implante BCS tem parafusos de corte de diâmetro largo que ajudam a encaixar as placas corticais vestibulares e palatinas/lingual e, inicialmente, proporcionam estabilidade primária e capacidade de suporte de carga ao implante e, posteriormente, actuam como componente de suporte e distribuição de carga (Fig. 2).[135]

Estes implantes também são fortemente polidos e são implantes sem retalho com um diâmetro de penetração na mucosa muito pequeno.[136 137]

C. Morfologia dos implantes KOS e KOS Plus

Estes implantes são implantes de peça única e são fabricados em liga de titânio molibdénio ou titânio-alumínio-vanádio. Estes implantes são concebidos como parafusos de compressão,

i. e.; estes implantes, quando aparafusados no osso, comprimem o osso esponjoso que rodeia o implante, formando um osso mais compacto e denso (Fig. 3).[138 139]

i. Porção do pilar

Esta é a plataforma de restauração destes implantes e fica exposta na cavidade oral. Estes implantes oferecem uma grande variedade de opções de pilares.

a. Pilares rectos cónicos para coroas cimentadas, este pilar pode também ter uma micro-ranhura vertical que serve como caraterística anti-rotativa.

b. Pilares angulares cónicos.

c. Pilares de localização.

d. Pilares esféricos.

e. Pilares Multi-Unit. *(estes pilares fazem parte de um implante de peça única)

ii. Pescoço

Esta parte do implante é altamente polida e é apertada para ajudar a uma melhor adaptação gengival e para desencorajar a acumulação de placa bacteriana. O colo do implante pode ser dobrado de 15° a 25°.

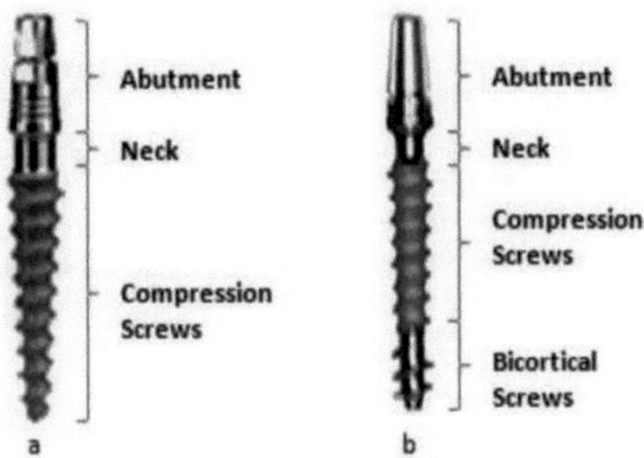

Fig-3: a. Implante KOS com parafusos de compressão b. Implante KOS+ com parafusos de compressão e bicorticais

iii. Porção do implante

Esta porção do implante tem as roscas com uma estrutura larga e voltas largas, o que lhes permite aplicar forças de compressão no osso esponjoso e convertê-lo num osso mais denso do tipo cortical. No KOS Plus, o terço apical do implante inclui os parafusos corticais basais, que são parafusos adicionais que ajudam o implante a encaixar nas placas corticais vestibulares e palatinas/lingual, contribuindo para a obtenção de estabilidade primária e funcionando posteriormente como componente de suporte e distribuição de carga. É de salientar que, no implante KOS Plus, a parte BCS é sempre altamente polida.

Indicações dos implantes basais

1. Nos casos em que vários dentes estão ausentes ou vão ser extraídos no futuro.

2. Quando os implantes convencionais ou o procedimento de aumento ósseo falharam.

3. Nos casos em que a altura ou a espessura do osso não são suficientes.

Contra-indicações dos implantes basais

1. Várias condições médicas em que este procedimento deve ser evitado, como história recente de enfarte do miocárdio (ataque cardíaco), acidente vascular cerebral ou quaisquer condições imunocomprometidas devido a um sistema imunitário comprometido.

2. Os medicamentos tomados pelos doentes também devem ser tomados em consideração, como os medicamentos que inibem a coagulação do sangue, os bisfosfonatos e os medicamentos utilizados no tratamento do cancro.

Vantagens dos implantes basais

1. Carregamento imediato

2. Implantes de secção única, pelo que são evitados problemas de ligação de

interface.

3. Oferece resistência à reabsorção e às infecções devido ao suporte do osso cortical basal.

4. Minimamente invasivo

5. Funciona bem mesmo em situações de osso comprometido.

6. As forças mastigatórias são bem distribuídas em áreas que são altamente resistentes à reabsorção.

TÉCNICA CIRÚRGICA

Ao contrário dos implantes convencionais, os implantes basais têm uma abordagem cirúrgica diferente. A técnica é simples e fácil de executar e não envolve perfurações extensas do osso, evitando assim lesões térmicas.

Durante toda a cirurgia, o modo de irrigação utilizado é externo e, normalmente, para quase todos os casos, uma única osteotomia piloto com uma "Pathfinder Drill" é suficiente para os implantes KOS, KOS Plus e BCS; o kit também é composto por brocas manuais para uma preparação controlada da osteotomia.[140 141]

Os implantologistas basais não defendem a elevação de um retalho para estes implantes, uma vez que isso resulta numa diminuição do fornecimento de sangue e também devido ao desenho destes implantes, a elevação de um retalho é inútil. Outro fator a considerar é a carga imediata destes implantes; um local suturado não é uma área favorável para receber uma prótese imediata.

No caso do implante BOI, a aproximação ao osso é obtida levantando um retalho lateralmente e cortando o osso com brocas de disco do tamanho necessário numa direção lateral para formar uma osteotomia em forma de "T". Consequentemente, o implante é colocado lateralmente e o retalho é fechado sobre ele.[142 143 144]

Cicatrização peri-implantar (implante BOI e BCS)

Uma vez que estes implantes têm um desenho único, a cicatrização peri-implantar também é única. O que os implantologistas convencionais designam por "Osseointegração" é designado por "Osseoadaptação" pelos implantologistas basais, o que decorre do facto de o osso com cargas funcionais contínuas se remodelar e adaptar sobre a superfície do implante; a remodelação do osso sob cargas funcionais é considerada a 4ª Dimensão4 . De acordo com a filosofia da implantologia basal, o processo de osteoadaptação é realizado por uma "Unidade Multicelular Óssea" (BMU), que se diz ser como um cone de corte com uma cauda, o cone de corte é composto por células osteoclásticas que corroem o osso peri-implantar e a cauda é composta por células osteoblásticas que depositam osso, à medida que esta unidade se move no osso, a atividade osteoclástica é subsequentemente seguida pela atividade osteoblástica (Fig. 4). A formação desta BMU ocorre quando os implantes BOI e BCS são sujeitos a carga imediata, o que leva à remodelação do osso sob tensões funcionais que conduzem ao desenvolvimento desta unidade, iniciando assim a fase de cicatrização e conduzindo à formação de um osso peri-implantar denso.

Corticamente fixo @ Once [145 146]

Trata-se de um protocolo muito recente, introduzido pelo Dr. Henri Diederich em

2013; este protocolo baseia-se na implantologia cortical basal e destina-se especificamente a reabilitar maxilares atrofiados, independentemente da quantidade de osso disponível, sem qualquer necessidade de aumentos. Trata-se basicamente de um implante em forma de placa, que se assemelha a miniplacas (utilizadas para a redução de fracturas) com uma plataforma de pilar. Este design único permite que sejam dobrados e se adaptem a qualquer superfície, sendo ancorados ao osso através de miniparafusos expansores de osso (Fig. 9). O número de orifícios necessários pode ser reduzido; outra vantagem é a sua iso elasticidade que lhes permite imitar o osso. Estes implantes são implantes subperiosteais e, até à data, este protocolo tem mostrado bons resultados, mas é necessária mais investigação clínica.

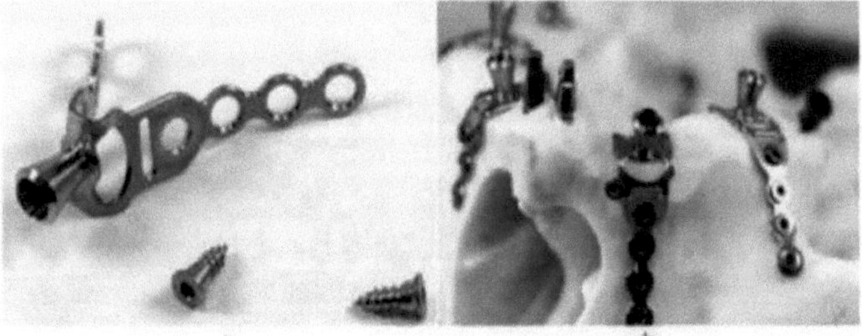

a b

Figure-9: a and b The Cortically Fixed @ Once Concept

Documento de consenso da IF de 2019, publicado 16 métodos e sub-métodos reconhecidos e clinicamente comprovados para a colocação de implantes orais Corticobasal®.

Method 1 **Method 1a** Multidirectional insertion of implants, where implants are inserted (wherever possible) at an angle to each other to allow the insertion of prosthetics.	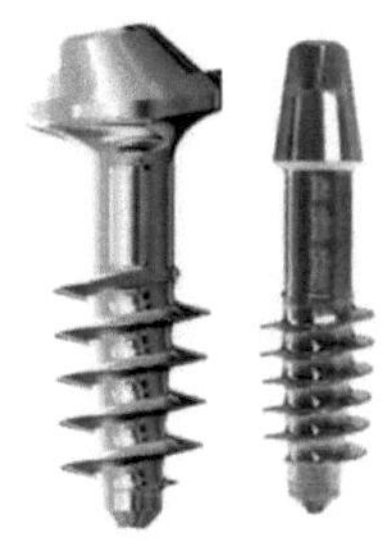
Method 1b Stability is achieved through mandatory placement of implants in cortical engagement in the second or third cortical at least in the strategic positions. Placement of additional supporting implants for stabilization.	
Method 1c Anchoring the implants in the second and possibly third cortical bone layers, independently of the alveolar bone. Cortical areas that are resistant to resorption are preferred.	
Method 1d Placement of Corticobasal implants in cases with severe and active periodontal involvement. Under the protection of strong topical disinfection agents, the teeth and subsequently the periodontally involved soft tissues are removed. Corticobasal implants are placed instantly, and they are then splinted by a rigid construction.	
Method 1e Spongious, alveolar bone areas are avoided for anchorage. Achieving "osseo-integration" is not the primary aim of the treatment with the Corticobasal® implant. Corticobasal® implants are osseofixated in corticals	

and then splinted by a rigid construction	
Method 1f Fixation of polished implant bodies made from implantable material with the aim of achieving mechanical anchorage in the cortical bone areas of the maxillofacial skeleton. Subsequent splinting by the prosthetic construction in an immediate loading protocol	
Method 1g Creating antirotation features for an implant by bending intraosseous parts of the shaft of the implant.	
Method 1h Achieving primary stability by vertical condensation of the spongious bone by wide-body Corticobasal (R) implant.	
Method 2 Placement of implants between the mental nerves (in edentulous mandibles) with or without utilization of the caudal cortex of the mandible. The threads of the implants are inserted in the direction of the chin, which prevents damage to the mental nerve. Typically, two implants are used on each side of the mandible. Only if the bone of the anterior mandible exhibits insufficient mineralization, the caudal cortex can be used for anterior anchoring.	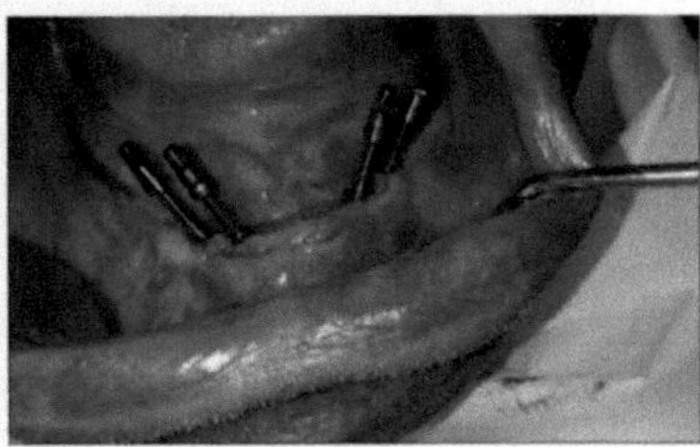

Method 3 Anterior anchorage of segmented bridges with insertion of one or two long Strategic Implants® in the gap between the root of the canine and the mental foramen. The threads of the implant extend below the root of the canine. The implant will extend to, and can be anchored in, the caudal cortical bone of the mandible to the extent necessary to achieve stability.	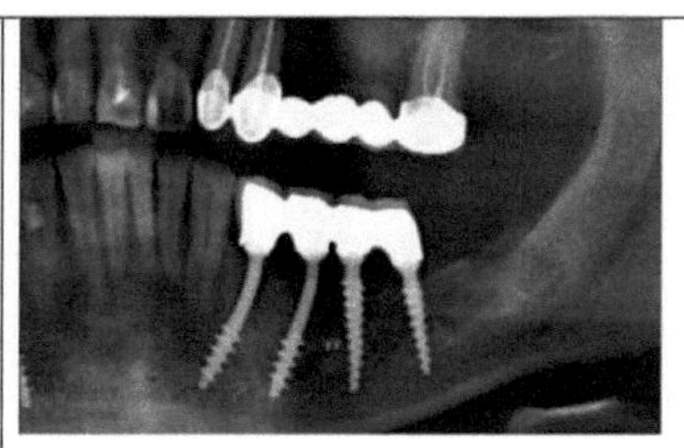
Method 4 **Method 4a** Nerve bypass – Endosseous positioning of the Corticobasal® implant inside the distal (proximal) mandible, by bypassing the inferior alveolar nerve on the lingual or vestibular side, if necessary/possible by anchorage in the caudal cortical bone, but without penetrating with the apex of the implant through the cortical. **Method 4b** Nerve bypass – Endosseous positioning of the Corticobasal® implant inside the distal (proximal) mandible, by bypassing the inferior alveolar nerve on the lingual or vestibular side, if necessary/possible by anchorage in the caudal cortical bone, with penetration of the apex of the implant through the cortical.	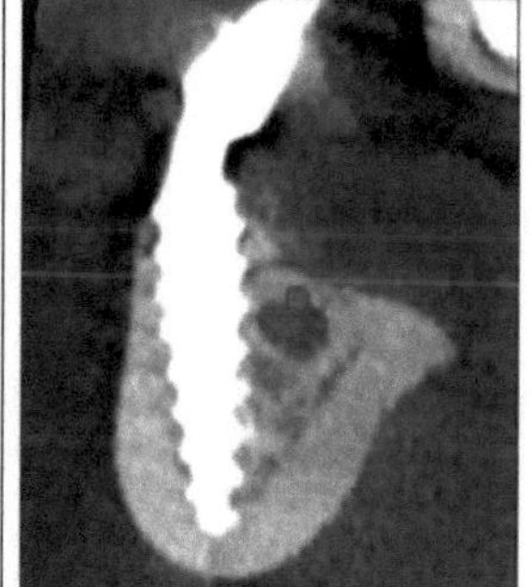
METHOD 5 **Method 5a** Lingual cortical anchorage in the distal mandible – Implant placement with anchoring the load-transmitting threads in the lingual bone undercut, below the mylohyoid ridge (where applicable, with the aim to achieve	

truly penetrating anchorage). The apical thread of the implant must be fully anchored in the lingual cortical, and it may partly overproject this cortical into the floor of the mouth. The inferior alveolar nerve will run caudally to the implant body. As a rule, two or more such implants are placed distally to the mental nerve (i.e., in the proximal, horizontal part of the mandible). Typically, the inclination of the heads of these implants (before bending) is toward the anterior implants. **Method 5b** Vestibular cortical anchorage in the distal mandible – Implant placement with anchorage in the vestibular cortical bone and crestal to the inferior alveolar nerve. **Method 5c** Vestibular cortical engagement in the distal mandible, with the implant running below the mandibular nerve – This method is used if the inferior alveolar nerve is located crestally, and if the distal mandible is wide and high enough to allow this type of placement.	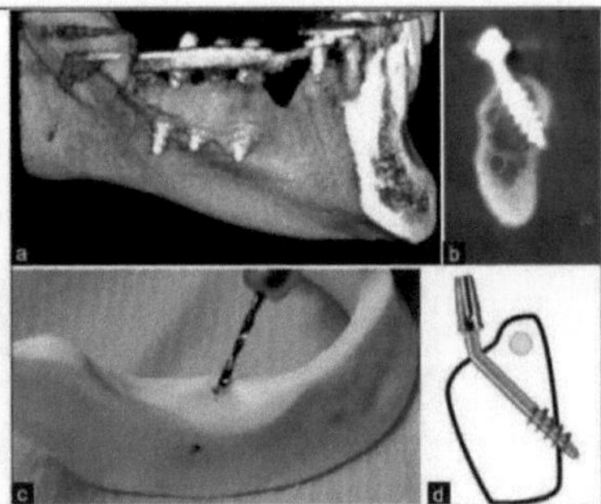
Method 6 Placement of a Strategic Implant® with the aim of a palatal/ lingual and vestibular support reaching the cortex without utilizing the second cortical bone layer in a vertical direction.	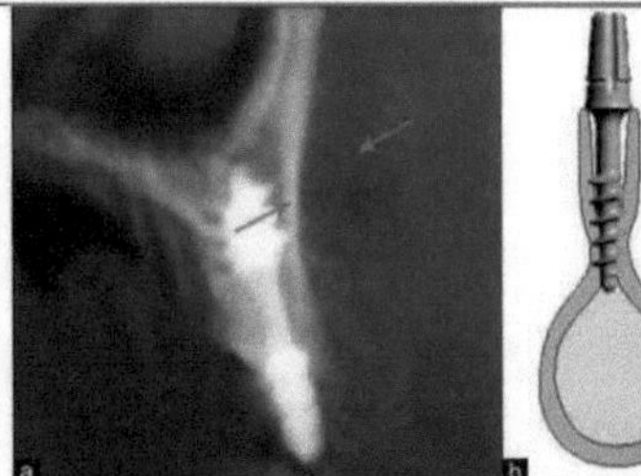
Methods 7 **Method 7a** Penetrating anchorage of implants in the bony nasal floor – The implant is	

inserted through the maxillary alveolar bone. This technique can include the penetration of the mucosa of the nasal floor, with the result that the polished implant tip and eventually also a part of the thread can extend slightly into the lower airway. **Method 7b** Implant placement on the palatal side of the severely horizontally atrophied alveolar bone (knife-edge maxilla) without penetrating the alveolar bone and directly into the nasal floor.	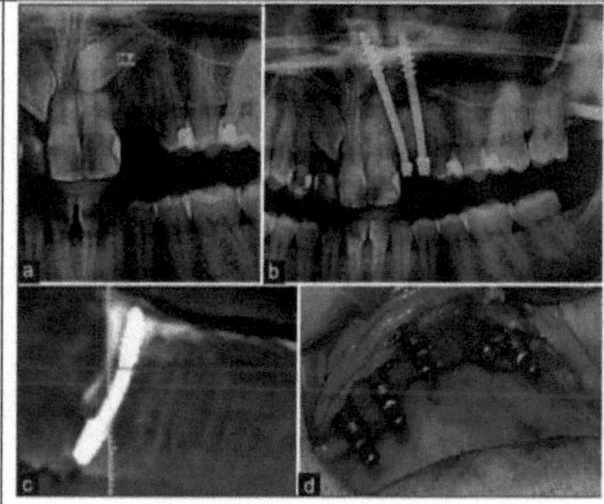
Method 8 **Method 8a** Use of the cortical floor of the maxillary sinus for penetrating implant anchorage. **Method 8b** Utilization of an intrasinusal septum for multicortical anchorage of a Strategic Implant®, including the penetration of parts of the implant's thread into the maxillary sinus	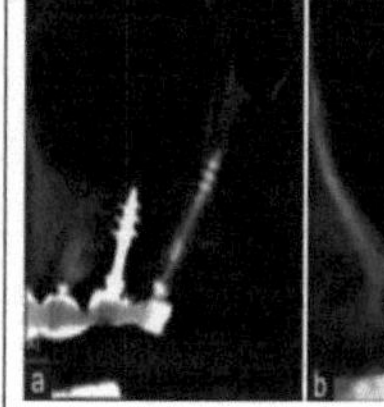 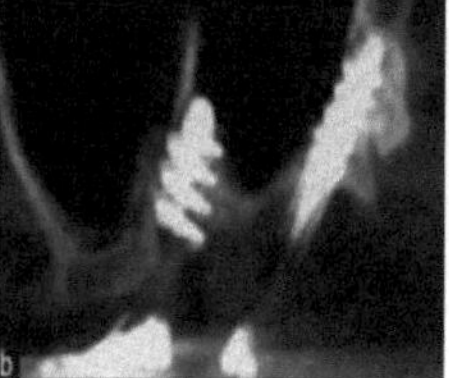
Method 9 **Method 9a** Bypassing the upper canine root – Anchoring an implant in the cortical floor of the nose, with the abutment head positioned in the region of the first or second premolar and the shaft of the implant bypassing the root of the canine on the palatal side **Method 9b** Bypassing the upper canine root – Anchoring an implant in the median raphe of the maxilla, with the abutment head positioned in the region of the first or second premolar and the shaft of the implant bypassing the root of the canine on the palatal side	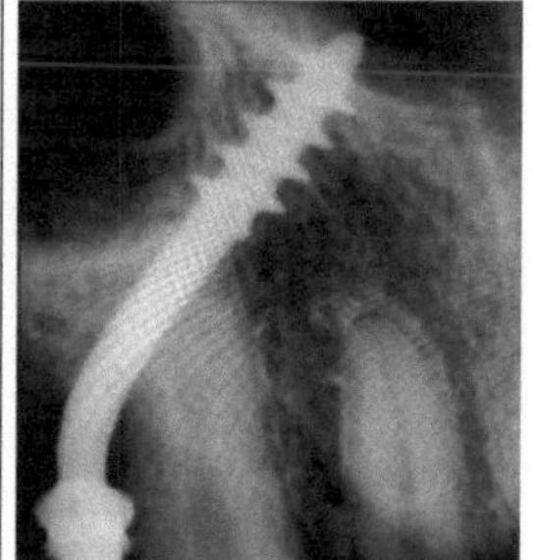

Method 10 **Method 10a** Placement of the apical thread of the implants into the cortical bone of the pterygoid plate of the sphenoid bone – Placement can be performed either directly into the pterygoid plate of the sphenoid bone or through the maxillary tuberosity and/or through the maxillary sinus. In an optimum end position, the apex of the implant penetrates the internal pterygoid muscle (between the wings of the pterygoid process) because this tends to increase the anchorage in the pterygoid plate through compression. For this method, Corticobasal® implants or designs which include compression threads are applied. **Method 10b** Double tubero-pterygoid – Two parallel or slightly diverging implants are placed into the fusion zone between the distal maxilla and the sphenoid bone.	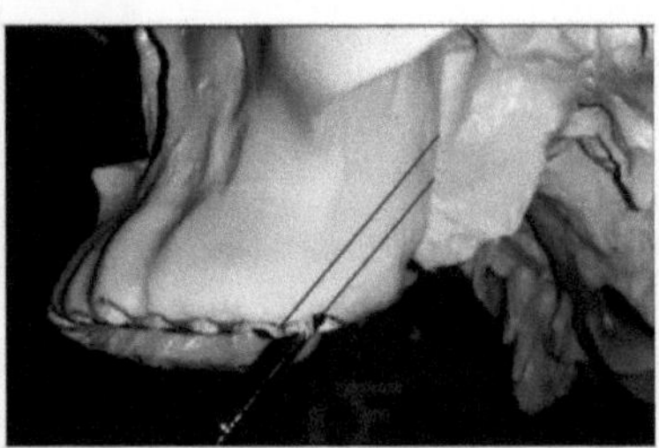
METHOD 11 **Method 11a** Anchorage in the bone on the palatal side of the maxillary sinus, without anchorage in the nasal floor or in the median raphe of the maxilla. **Method 11b** Anchoring of the implant from lateral in the median raphe of the maxilla.	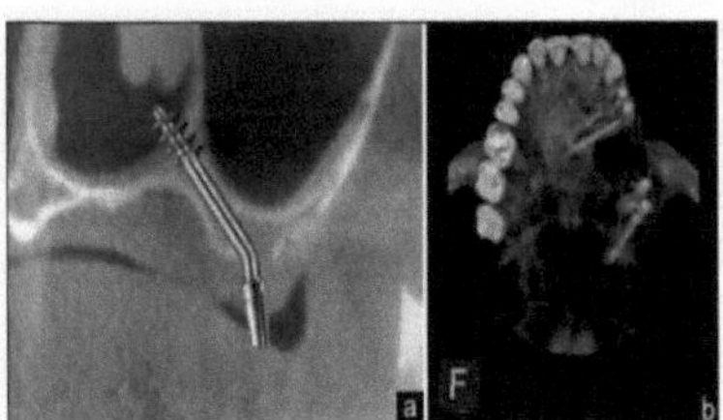
METHOD 12 Anchorage of the implant in the body of the zygomatic bone: Using a trans-sinusal procedure or inserting from	

caudal, directly into the body of the zygomatic bone	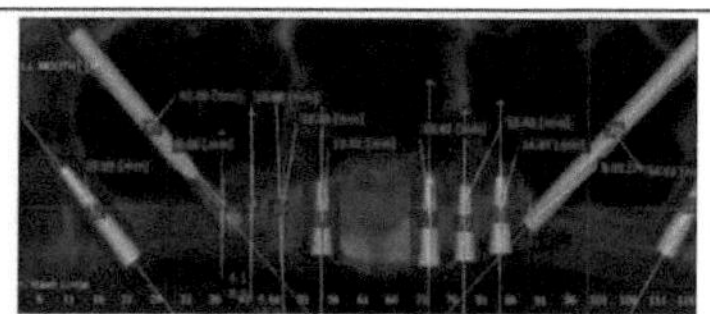
METHOD 13 Placement of implants vestibular to the knife-edge ridge in the anterior mandible. The typical implant diameter is 2.7 mmd or 3.0 mmd. Anchorage in the base of the mandible. Vertical implant parts run partially subperiosteal. The anterior caudal cortex can be also used for such type of implant anchoring, however care must be taken not to damage closeby blood vessels, and a strategy for long-term preservation of the oral mucosa to cover the vertical implant struts must be applied.	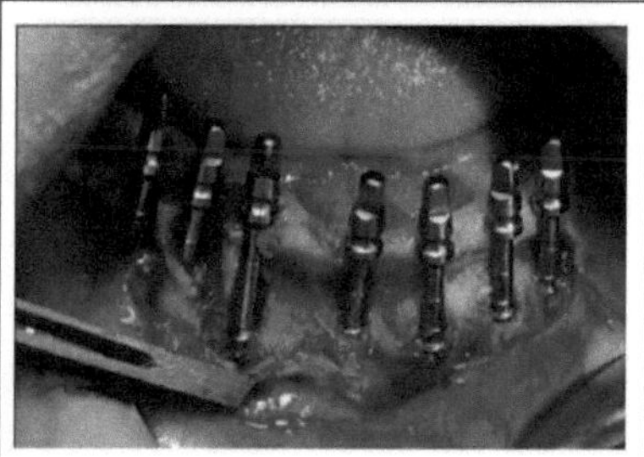
METHOD 14 Anchoring an implant in the fresh extraction socket of the first or second premolar with at least mesial and distal cortical anchorage in the bone of the extraction socket. Utilizing the medial cortical of the mandible increases the anchorage	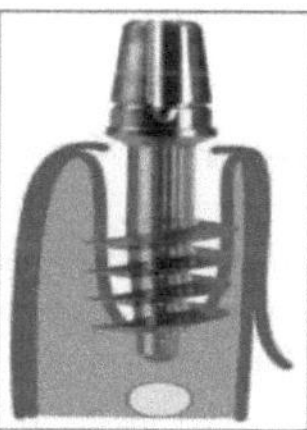
METHOD 15 Anchoring a larger diameter implant into the fresh extraction socket of the palatal root of the upper first or second molar.	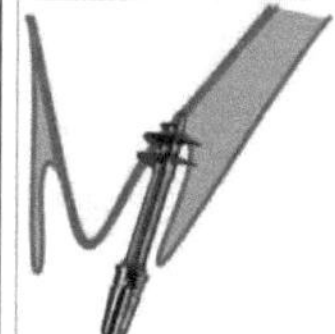

METHOD 16 **Method 16a** Inserting two implants in the region of the upper first premolar, with one implant being placed palatally into the floor of the nasal cavity (Canine root bypass, Method 9), whereas the other implant is anchored in the region of the vestibular root of the first premolar. **Method 16b** Inserting two or three Corticobasal® implants in the region of the upper 1st or 2nd molar as an alternative to anchorage in the tubero-pterygoid region, in the event that Method 10 is not feasible.	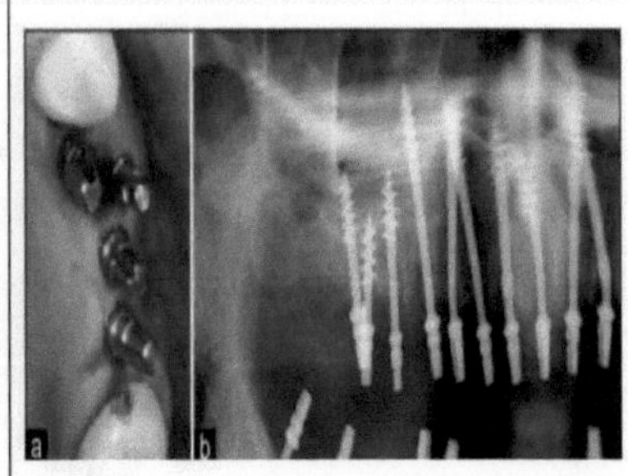

ESQUEMA OCLUSAL

O sucesso dos implantes basais Cortico baseia-se na colocação cirúrgica adequada dos implantes, na colocação de splints e na carga funcional imediata utilizando um esquema oclusal bem concebido.

Conceito de polígono de suporte

Em 2016, S. Ihde e A. Ihde propuseram o conceito de "polígono de suporte" para determinar a posição dos contactos oclusais. O polígono de suporte desempenha um papel crucial na distribuição eficaz de cargas mecânicas entre os implantes e o osso e cria uma estrutura estável que pode suportar forças fisiológicas durante o movimento ou a mastigação.

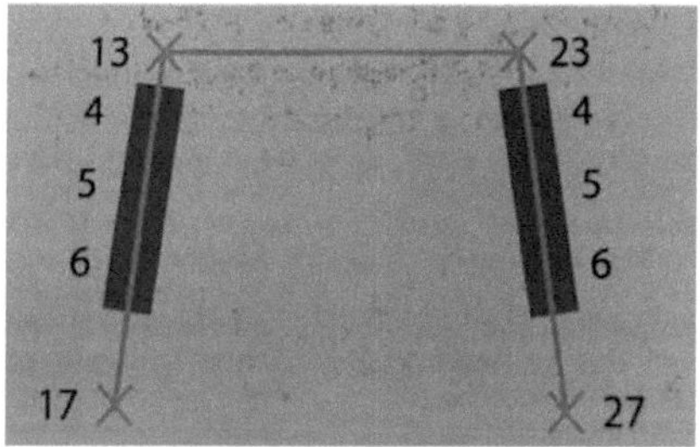

Se os contactos oclusais forem colocados apenas nas cúspides palatinas de dois pré-molares e do primeiro molar, eles estão dentro do polígono de suporte com certeza. Este polígono é marcado por implantes na zona do 2º molar e dos caninos (X amarelo, zona 17, 13, 23, 27)

Mastigação equilibrada

Não existe uma necessidade tão forte de uma mastigação equilibrada, mas para evitar danos no tecido ósseo, devemos evitar

- Sobrecarga mecânica
- Diminuição regional, funcional derivada da mineralização

Evitar a sobrecarga mecânica através da conceção da ponte e do posicionamento do implante

Sempre que possível, a posição dos contactos oclusais e as inclinações para a mastigação devem estar dentro do polígono de suporte.

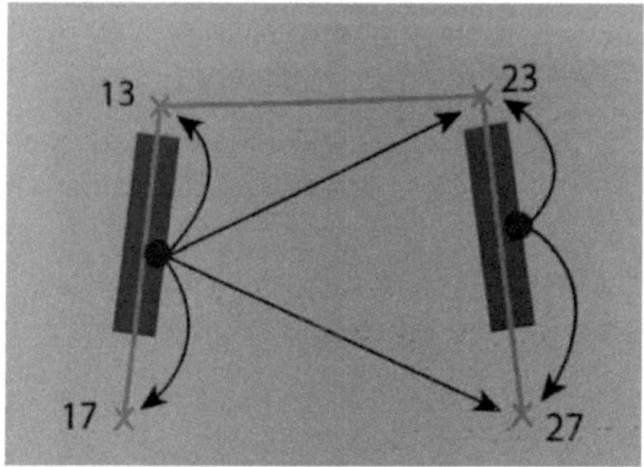

Se os contactos oclusais estiverem localizados dentro do polígono (ponto verde), as forças são distribuídas através da ponte rígida para todos os implantes (17, 13, 23, 27). Mas se os contactos oclusais estiverem fora do polígono (ponto vermelho), apenas os implantes 23 e 27 podem receber carga intrusiva

O objetivo do tratamento para o trabalho em implantes basais estratégicos deve ser:

- Uma oclusão bilateral igual e simétrica
- Mastigação bilateral igual e simétrica, com contacto no primeiro, segundo pré-molar e metade mesial do primeiro molar
- Uma função simétrica dos músculos, especialmente da língua
- Ângulos mastigatórios funcionais de planus (AFMP- functional masticatory angle of Planas) idênticos em ambos os lados.

O material de prótese ideal preferido é a estrutura de liga de cobalto-crómio com uma mesa de mastigação de acrílico ou compósito indireto; a cerâmica pode ser utilizada em condições ideais, mas deve ser rigidamente fixada com cimento permanente.

O conceito é ter um módulo de elasticidade tão próximo do osso quanto possível.

Os casos são completados com oclusão lingualizada

Quando a arcada oposta é constituída por dentes naturais, a função de grupo é o esquema oclusal mais desejado com orientação superficial e curvas compensatórias,

A existência de um espaço de autoestrada ideal é essencial para a sobrevivência do sistema.

IMPLANTES ALTOS E INCLINADOS COM CARGA IMEDIATA (CONCEITO TTPHIL)

Desde a introdução do conceito de osteointegração por Branemark et al., os implantes dentários têm sido uma modalidade de tratamento bem sucedida para a reconstrução de pacientes edêntulos. No entanto, a maxila posterior edêntula apresenta inúmeras limitações aquando da colocação de implantes dentários convencionais. Os principais factores limitantes estão relacionados com a fraca qualidade óssea, a quantidade inadequada de osso e a pneumatização do seio maxilar. Outros desafios anatómicos são os grandes espaços de medula gorda, a presença rara de osso cortical e o acesso restrito ao maxilar atrófico. Estes factores podem prejudicar a estabilidade primária e, consequentemente, reduzir o sucesso e a sobrevivência dos implantes e das próteses.

Foram descritas numerosas técnicas cirúrgicas, incluindo a distração alveolar, o aumento do pavimento do seio, a regeneração óssea guiada, os implantes zigomáticos e a utilização de implantes pterigóides, pterigomaxilares ou de pterigotuberosidade. A técnica mais comum é o aumento do assoalho do seio, que ganhou popularidade desde a sua introdução. No entanto, durante a última década, esta técnica perdeu a sua popularidade devido a muitos inconvenientes, como a manipulação complexa e traumática do paciente, a sinusite, a perfuração da membrana sinusal, a infeção do enxerto ósseo e o atraso na carga, etc.

Um método alternativo para o aumento do pavimento sinusal é a utilização de múltiplos implantes curtos e largos, que têm uma maior área de superfície e proporcionam uma estabilidade adequada aos implantes e à prótese. Estas técnicas tradicionais têm cantilevers posteriores mais longos no seu desenho protético, o que pode resultar em complicações, como a perda de osso marginal, a fratura do parafuso e da prótese e até a perda de osteointegração do implante.

O conceito TTPHIL (Tall and Tilted Pin Hole Immediately Loaded implants) evoluiu a partir de várias ideologias em implantologia: implantes basais, pterigóides e inclinados sob carga imediata. Para maximizar o sucesso da reabilitação, a técnica TTPHIL utiliza implantes longos, inclinados e bicorticais na maxila e mandíbula anterior e posterior. Os implantes pterigóides altos (18 mm-25 mm) e inclinados (25 a 45 graus) são colocados no maxilar posterior. Os implantes mais compridos integram-se facilmente, uma vez que proporcionam uma maior área de superfície, utilizando uma ancoragem que é resistente à reabsorção, consegue um bom torque de inserção e atinge uma elevada estabilidade primária.

Na reabilitação da maxila edêntula posterior, quando se antecipam cargas oclusais elevadas e se encontra osso de baixa densidade, a utilização de ancoragem bicortical (através da crista e do osso cortical do seio ou do pavimento/parede nasal) para alcançar uma estabilidade primária elevada pode desempenhar um papel vital para permitir uma função imediata.[148 149]

Minimiza o tempo cirúrgico, o trauma tecidular e o desconforto pós-operatório, preservando a integridade dos tecidos moles, o que é crucial para uma mucointegração e osteointegração bem sucedidas. 0[15]

Na maioria dos casos, é alcançada uma boa estabilidade primária, o que permite a carga imediata com a prótese definitiva nas 48 horas seguintes à colocação do implante. Na minoria dos casos, a carga é adiada por três meses, o que é necessário para a remodelação do osso à volta dos implantes para uma osseointegração adequada.

Do lado protético, a TTPHIL utiliza soluções aparafusadas com pilares multiunidades e técnicas de moldagem em moldeira aberta que facilitam a criação de uma prótese rígida. Esta abordagem não só simplifica a manutenção, como também assegura uma melhor higiene e resultados funcionais. Em resumo, o TTPHIL-ALL TILT™ representa uma síntese de práticas implantológicas históricas e modernas, fornecendo uma solução robusta e minimamente invasiva para a restauração dentária funcional imediata.

Indicações

- Todos os casos de edentulismo, mesmo em maxilas posteriores reabsorvidas.

- Casos de carga imediata, em que é necessário evitar o cantilever.

- Pacientes em que não é possível efetuar procedimentos de enxerto ou implantes zigomáticos.

- As condições médicas em que os procedimentos cirúrgicos invasivos estão contra-indicados podem ser submetidas à técnica TTPHIL. [151]

Contra-indicações

- Doença sistémica gravemente debilitante.

- Pacientes com abertura bucal inadequada em que o acesso à região posterior é difícil. [152]

TÉCNICA CIRÚRGICA [153]

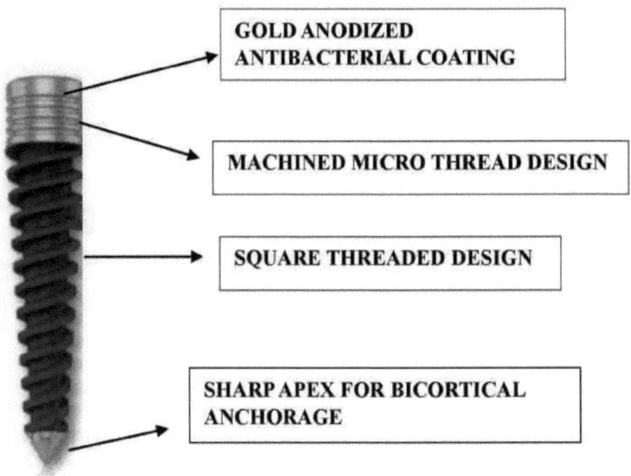

Sob precauções assépticas (abordagem sem retalho), é administrada anestesia crestal nos locais cirúrgicos planeados. O modelo metálico ALL-TILT, no qual a entrada da broca piloto é marcada com o estereólito, é colocado intra-oralmente contra o rebordo alveolar com o pino central ancorado na linha média (Fig. 2B). O primeiro implante anterior é colocado antes da parede do seio maxilar (ponto de entrada na junção do pavimento do seio maxilar e da parede anterior).

A broca piloto de 1,2 mm é inserida através da mucosa no osso alveolar, utilizando o gabarito metálico como guia para o ponto de entrada até uma profundidade de 6 mm, perfurando a placa cortical crestal. É realizada uma radiovisiografia portátil (RVG) para visualizar a direção da broca no osso e a sua relação com as estruturas anatómicas, especialmente as paredes do seio, e também para verificar a inclinação mesiodistal da broca inicial. A entrada inicial limitada no córtex é importante para que a direção da broca possa ser alterada se colocada incorretamente, após confirmação com o RVG, sem alargar a osteotomia. O guia cirúrgico melhora a precisão das brocas nas direcções planeadas, quando utilizado.

Uma vez satisfeito, a perfuração prossegue com o modelo ou a guia no lugar, até se atingir o envolvimento cortical necessário. É vital que a unidade de fisiodispensação funcione a velocidades mais baixas, de 400-600 rpm, para uma melhor sensação tátil ou propriocepção da broca à medida que esta entra na placa cortical (nasal). É seguido o conceito de broca única, ou seja, é utilizada uma broca longa e escalonada com um diâmetro de 1,4-2,2 mm com líquido de refrigeração suficiente (Fig. 2C).

É efectuada uma subperfuração, em que o diâmetro da broca é inferior ao do implante a colocar para uma melhor ancoragem. A direção da broca deve ser de distal para mesial, em direção ao córtex nasal. É essencial que o dedo do operador seja colocado ao longo dos aspectos palatino e vestibular/bucal do rebordo durante a perfuração e a colocação do implante, de modo a excluir a colocação da broca ou do implante para além das paredes vestibular ou palatina.

É então utilizado um medidor de profundidade, colocado no interior do canal para avaliar e finalizar o comprimento do implante utilizando uma radiografia de controlo. O implante selecionado (cónico de 3,75 mm ou 3,5 mm de diâmetro com um comprimento de 18 mm ou 20 mm ou 22 mm) é então montado no driver de implante e introduzido no canal lentamente até encaixar no córtex nasal. Ocorre o conceito de osseodensificação, ou seja, a expansão do córtex durante a inserção (Fig. 2D). A catraca de torque é utilizada para a colocação final e a resistência do implante é verificada contra forças de torque e torque reverso de 30-50 N cm. A estabilidade primária do implante é, assim, verificada com o teste de torque para determinar o protocolo de carga (Fig. 2E).

Deve ser efectuada uma radiografia pós-inserção do implante para a avaliação final. A colocação da próxima broca-implante é efectuada paralelamente ao primeiro implante anterior, que encaixa no córtex nasal utilizando a guia cirúrgica, seguida de um RVG de verificação.

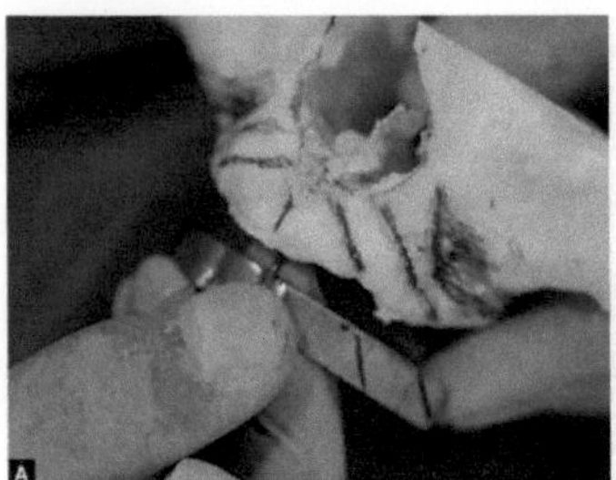

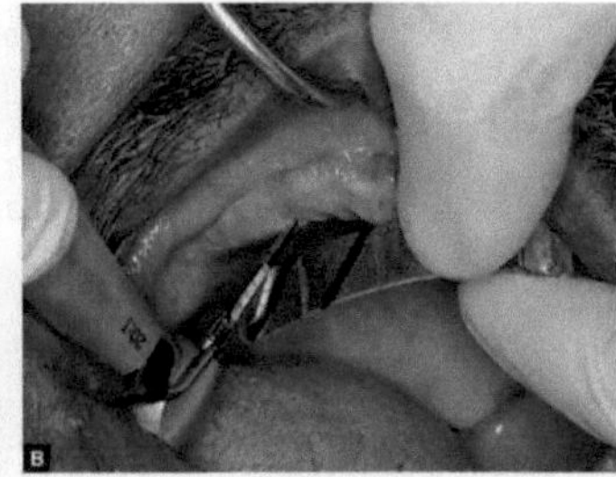

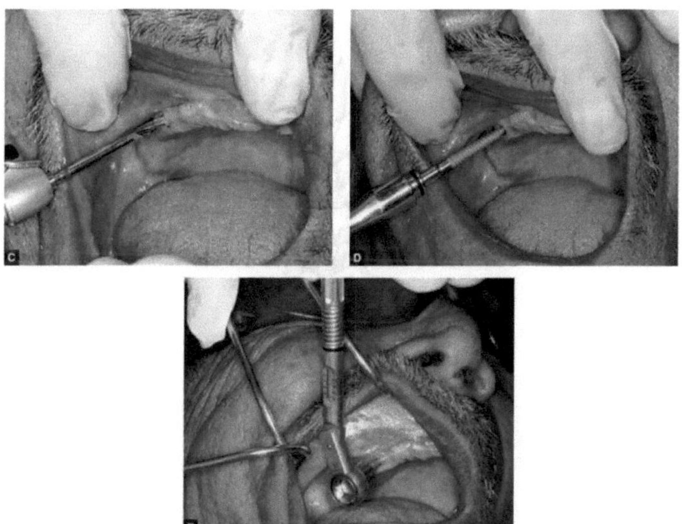

Figs 2A a E: (A) Gabaritos metálicos e guias cirúrgicos ALL TILT no modelo estereolítico, (B) Ponto de entrada para o implante anterior, (C) Conceito de broca única, (D) Colocação do suporte do implante, (E) Raquete de torque para estabilidade primária

Para a colocação do implante pterigoide (de preferência com um comprimento de 22 ou 25 mm), é injectada uma anestesia crestal adequada no local cirúrgico planeado (Figs. 3A e B). Insere-se um instrumento pterigoide e efectua-se uma RVG de controlo para confirmar o ponto de entrada (junção do pavimento e da parede posterior do seio maxilar) e o percurso inicial (Fig. 3C).

Utilizando um dispensador de fisioterapia com velocidade de 400 rpm, a broca piloto é utilizada em seguida e, após a palpação do processo hamular, é direcionada 5 mm lateralmente a aproximadamente 45° em relação ao plano oclusal. Este processo serve de guia para identificar a parte mais espessa do pilar pterigoide do osso. A broca de passo único encontra o osso cortical denso da área da sutura pterigomaxilar a 1014 mm de profundidade. Logo após atravessar o processo pterigoide, a broca é parada. A direção seguida é de mesial para distal e de vestibular para palatal (Fig. 3D). Utiliza-se novamente um medidor de profundidade e tira-se uma radiografia de controlo para finalizar o comprimento do implante e para assegurar o seu percurso sem perfurar a parede posterior do seio maxilar.

O implante é agora conduzido lentamente utilizando o suporte de implante com uma pega longa até se conseguir uma colocação sub-crestal (Fig. 3E). Um teste de binário e de binário inverso determinará a estabilidade primária do implante pterigoide, preparando assim a carga imediata (binário preferido >35-

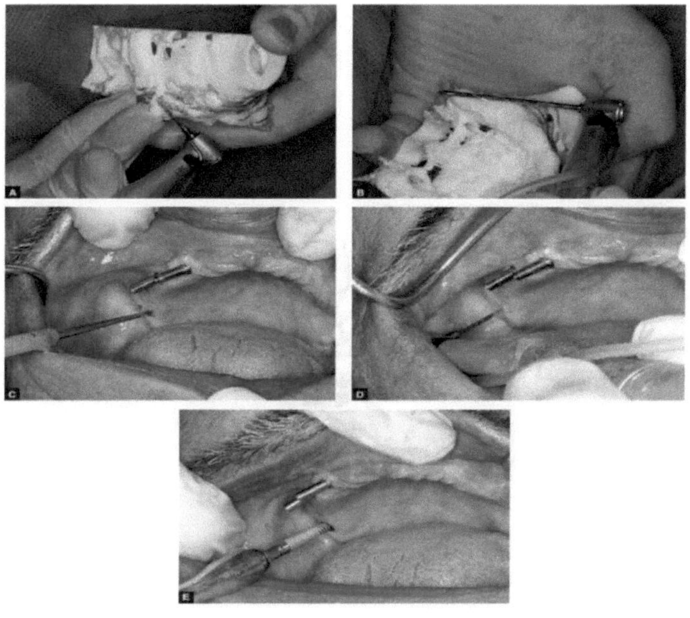

Figs 3A a E: (A) Direção planeada da broca pterigoide de mesial para distal, (B) de vestibular para palatal, (C) Utilização de instrumentos pterigóides, (D) Broca piloto para implantes pterigóides, (E) Colocação do suporte do implante

ALL TILT 6

A utilização do desenho de implante All-on-6 é limitada nos rebordos edêntulos posteriores do maxilar reabsorvidos devido à pneumatização do seio. Ao adotar o desenho All-Tilt-6, os implantes Tall inclinados são colocados envolvendo o pilar pterigoide (junção do processo palatino da maxila, processo piramidal do osso palatino e processo pterigoide do osso esfenoide), eliminando assim o cantilever distal e evitando a invasão do seio ou quaisquer procedimentos de aumento. O envolvimento das corticais crestal e pterigoide/nasal (bicortical) reduz o micromovimento, que é importante para a osteointegração e evita a falha do implante. Os implantes bicorticais basais de 18 mm transferem as cargas do osso da crista para o osso basal, pelo que a perda de osso da crista é mínima na técnica TTPHIL- ALL TILT. O cantilever distal é eliminado neste desenho All-Tilt-6. [154]

Ratna nag et al, em 2019, realizaram um estudo no qual comparam a influência da tensão no osso após a colocação de implantes dentários utilizando três técnicas alternativas, nomeadamente

- All-on-4 (2 implantes rectos e 2 implantes com inclinação distal)
- All-on-6 (6 implantes rectos) e
- All-Tilt-6 (6 implantes inclinados segundo a técnica TTPHIL-ALL TILT)

Para reabilitação de maxila atrófica moderada usando análise de elementos finitos. Na análise de elementos finitos, foram aplicadas cargas verticais de 150 N na área do incisivo lateral/canino, segundo pré-molar e segundo molar para analisar a distribuição da tensão de von Mises no osso cortical da crista, no osso esponjoso e no osso cortical basal. Verificaram que a tensão de von Mises apresentou valores mais elevados no osso cortical crestal, no osso cortical basal e no osso esponjoso para os conceitos "All-on-4" e "All-on-6". É comparativamente menor para o conceito "All-Tilt-6". A partir do seu estudo, concluíram que o conceito TTPHIL-ALL TILT (Tall Tilted Pin Hole Immediate Loading) é uma nova técnica derivada do "conceito de implante inclinado", em que o encaixe bicortical do implante transfere menos tensão para o osso, com menores probabilidades de reabsorção óssea, falhas e ausência de cantilever.[155]

Balshi et al, em 1995, relataram 3 séries clínicas de implantes pterigóides utilizando a técnica TTPHIL, tendo efectuado um estudo preliminar no qual foram colocados 51 implantes pterigóides com superfícies maquinadas em 41 pacientes, com um período de seguimento de 1-63 meses. A taxa de sucesso foi de 86,3%.

Massimo del fabbro et al, em 2014, realizaram um estudo no qual compararam a alteração do nível ósseo da crista em torno de implantes colocados axialmente versus implantes inclinados que suportam reconstruções protéticas fixas para a reabilitação de maxilares parcial e totalmente edêntulos, após, pelo menos, 1 ano de função, e a diferença na alteração do nível ósseo da crista em torno de implantes axiais versus implantes inclinados foi analisada através de meta-análise. Verificaram que a perda óssea crestal peri-implantar após 1 ano de função variou entre 0,43 e 1,13 mm para implantes axiais e entre 0,34 e 1,14 mm para implantes inclinados. Isto significa que não foi encontrada qualquer diferença significativa em ambos os métodos de colocação de implantes. Concluíram que a inclinação dos implantes não induz alterações significativas na alteração do nível da crista óssea em comparação com a colocação axial convencional após 1 ano de funcionamento.[156]

IMPLANTES PTERIGÓIDES

A perda de dentes no maxilar, especificamente nos segmentos posteriores, pode complicar a colocação de implantes.[157] A maxila posterior apresenta alguns desafios para o cirurgião, com limitações à colocação de implantes que incluem baixa qualidade óssea, baixa quantidade óssea, pneumatização do seio maxilar e fraca acessibilidade à área. [158]

A baixa densidade óssea em possíveis locais de implante reduz o sucesso do implante devido ao comprometimento da estabilidade primária dos implantes. A colocação de implantes nestas circunstâncias tem tradicionalmente exigido o aumento do seio maxilar para criar um volume de osso suficiente para alojar os implantes planeados. Isto pode permitir a colocação simultânea de implantes na altura do enxerto ou pode exigir um atraso para permitir a cicatrização do enxerto antes da colocação do implante.

Em alternativa, a colocação de implantes na tuberosidade com envolvimento no processo pterigoide tem sido utilizada para evitar o aumento do seio e melhorar a dispersão anterior-posterior dos implantes para próteses implanto-suportadas fixas de arcada completa (CAFIP), bem como para pacientes com defeitos maxilofaciais.

Os implantes pterigóides envolvem normalmente três regiões ósseas:

- Tuberosidade maxilar,
- O processo piramidal do osso palatino
- Região compreendida entre as placas pterigóidea medial e lateral do osso esfenoide.

A principal razão para a utilização de implantes pterigóides é a disponibilidade de osso esfenoidal cortical denso para o encaixe do implante. Isto pode permitir uma estabilidade primária melhorada e também permite a carga imediata do implante pterigoide. Os implantes pterigóides têm sido colocados em combinação com implantes tradicionais, colocados mesialmente ao seio maxilar (área pré-molar) e em combinação com implantes zigomáticos aquando da restauração de uma arcada maxilar parcial ou totalmente edêntula.

O primeiro implante pterigomaxilar foi colocado em 1985 por Jean-François Tulasne, com base numa sugestão de Paul Tessler: Nessa altura, havia dois objectivos em mente:

- Reduzir os cantilevers distais de modo a obter alternativas previsíveis aos procedimentos regenerativos (elevação do seio maxilar, em particular) que requerem frequentemente a extração de osso extra-oral;
- Para colocar implantes com mais de 10 mm de comprimento, encontrar ancoragem no osso de alta qualidade do maxilar posterior.

Vantagens-

- Não é necessário enxerto ósseo.
- A integridade do seio maxilar é preservada.
- A arquitetura do seio não é um problema, mesmo que seja complexa devido à presença de septos.
- Estes implantes envolvem 8 a 9 mm de osso muito denso entre o processo piramidal do osso palatino e o processo pterigoide do esfenoide, o que resulta numa

boa previsibilidade.

- A extensão anteroposterior (AP) é maximizada sem cantilever distal.

- O parafuso protético tem um eixo de inserção favorável; é mais complexo quando o colo do implante está inclinado distalmente.

- A morbilidade pós-operatória é limitada.

- É possível reduzir o tecido fibroso tuberoso durante o mesmo procedimento cirúrgico.

- O tempo de tratamento é mais curto do que os protocolos que envolvem o aumento do seio maxilar.

Fase cirúrgica [159]

O implante pterigoide foi especificamente concebido para utilização na área pterigoide ou pode também ser colocado mesialmente ao seio maxilar para evitar a necessidade de aumento do seio através de uma angulação paralela a essa estrutura. O implante está disponível com um diâmetro de 4,2 mm e dois comprimentos (15 e 18 mm) (Fig. 3). O comprimento do implante baseia-se numa medição na radiografia a partir da superfície da crista, paralelamente ao seio e estendendo-se até ao processo pterigoide.

O diâmetro apical reduzido de 2,2 mm permite a colocação precisa do ápice do implante nos estreitos limites ósseos, com o corpo cónico duplo e as roscas de reforço agressivas adequadas para o encaixe durante a colocação angular, proporcionando estabilidade na região pterigomaxilar. Está presente um colar reduzido para preservar o osso vital da crista e evitar o desvio durante a colocação. A crista de 1,8 mm do implante tem a superfície Laser-Lok com micro-fios que demonstrou criar uma ligação ao tecido conjuntivo e ajudar a reter o osso da crista. Foi demonstrado que a superfície Laser-Lok reduz a incidência de peri-implantite em comparação com as superfícies tradicionais e atrai uma fixação física do tecido conjuntivo. O implante tem um conetor hexagonal interno que proporciona uma mudança de plataforma para um diâmetro protético de 3,5 mm.

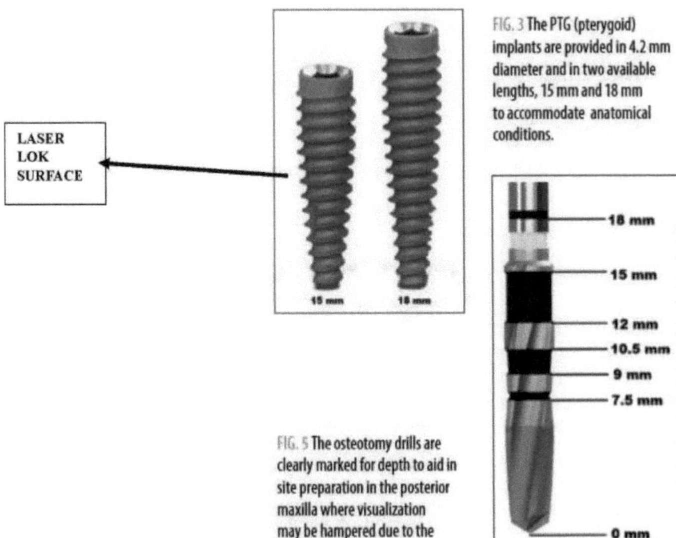

FIG. 3 The PTG (pterygoid) implants are provided in 4.2 mm diameter and in two available lengths, 15 mm and 18 mm to accommodate anatomical conditions.

FIG. 5 The osteotomy drills are clearly marked for depth to aid in site preparation in the posterior maxilla where visualization may be hampered due to the surrounding anatomy.

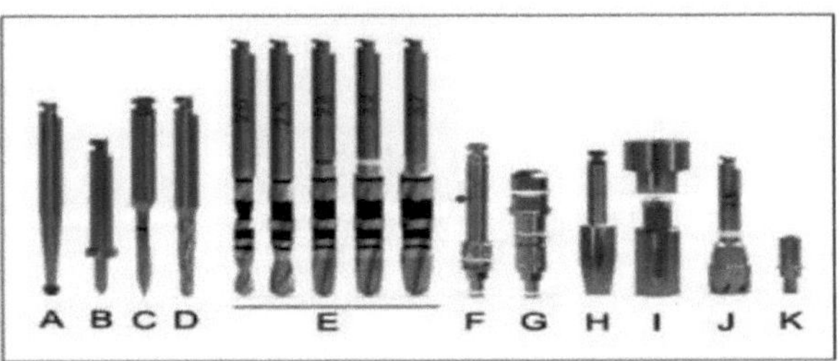

FIG. 4 **Surgical instrumentation for site preparation and placement of the pterygoid implant which includes: #6 round bur (A), alignment drill (B), 1.5 mm starter drill (C), Lindemann drill (D), osteotomy drills in 2.0, 2.5, 2.8, 3.2 and 3.7 mm diameter (E), handpiece driver (F), rachet driver (G), drill extender (H), 4 mm square drive extender and hand wrench (I), deep bone profiler (J) and bone profiler guide pin (K).**

Após a administração de anestesia local na maxila posterior, é efectuada uma incisão crestal a partir da incisura hamular mesialmente à área pré-molar, é efectuada uma incisão de libertação vertical no aspeto anterior da incisão e é elevado um retalho de espessura total para expor a tuberosidade. Quando os implantes vão ser colocados numa abordagem cirúrgica da arcada completa, a incisão crestal continua até à incisura hamular oposta e a incisão de libertação vertical pode ser colocada na área do canino bilateralmente ou na linha média.

É criada uma covinha na osteotomia planeada no centro da tuberosidade com uma broca redonda #6 na peça de mão cirúrgica (Fig. 4A). Isto evitará que a broca subsequente salte sobre o osso quando iniciar a penetração. A broca de alinhamento (Fig. 4B) é utilizada em seguida para iniciar a osteotomia até uma profundidade de 5 mm na angulação planeada com base na análise radiográfica. O cubo desta broca impede uma penetração superior a 5 mm, garantindo uma maior segurança. A broca de alinhamento pode ser removida da peça de mão e inserida no orifício que criou na tuberosidade e é tirada uma radiografia periapical para verificar se a trajetória da broca é paralela à parede posterior do seio.

Em seguida, a broca de arranque de 1,5 mm (Fig. 4C) é utilizada a uma profundidade até se sentir o osso denso das placas pterigóides e as brocas são então propositadamente perfuradas em 1-2 mm de 10,5 mm com base na marcação de profundidade no eixo das brocas. A verificação da angulação também pode ser efectuada com esta broca inserida no local antes da captação da radiografia. Se a angulação necessitar de correção, pode ser utilizada a broca Lindemann, que é de corte lateral (Fig. 4D). A osteotomia é continuada com brocas HD de haste alargada (Fig. 4E) que estão disponíveis nos diâmetros de 2,0, 2,5, 2,8, 3,2 e 3,7 mm.

Estas brocas têm marcas de medição claras para que o cirurgião possa ver a profundidade a que a broca se encontra no maxilar posterior (Fig. 5). Caso se planeie a osseodensificação como parte da preparação do local após a utilização da broca HD de haste estendida de 2,0 mm, as brocas de osseodensificação seriam utilizadas a uma profundidade inferior a 3,7 mm de largura e, em seguida, o próprio implante faria a osseodensificação final durante a colocação. A sequência de perfuração será determinada com base na densidade do osso presente no local que irá acomodar o implante. O osso no local da osteotomia pode assim ser dividido em densidade normal, baixa ou alta e a técnica empregue para criar a osteotomia e colocar o implante varia em conformidade.

A densidade óssea do local pode ser estimada com base na aparência radiográfica ou, no caso de utilização de uma CBCT, no número de Hounsfield determinado no software, mas é corretamente determinada pelo cirurgião através da utilização da broca inicial ou da broca inicial de 2,0 mm no local. A broca de 2,0 mm é levada até à profundidade do implante planeado, medida a partir da crista, utilizando as marcações na broca para 15 ou 18 mm.

Pode ser tirada uma radiografia com esta broca separada da peça de mão inserida na osteotomia para verificar a angulação e a profundidade relacionadas com a anatomia presente. Quando se observa uma densidade óssea normal, a sequência de osteotomia segue esta sequência. A osteotomia é continuada com a broca PTG de 2,5 mm até à profundidade final. O local é novamente preparado com a broca PTG de 2,8 mm até à profundidade final. Este procedimento é repetido com a broca de 3,2 mm e a preparação do local da osteotomia é concluída com a broca de 3,7 mm até à profundidade final. O local está agora pronto para a colocação do implante.

Quando a osteotomia estiver concluída, o implante é transportado para a osteotomia no condutor e, a 30 rpm e com um binário de 35 Ncm, o implante pterigoide é introduzido no local até ser colocado ¾ na osteotomia ou até a unidade cirúrgica atingir o binário de inserção.

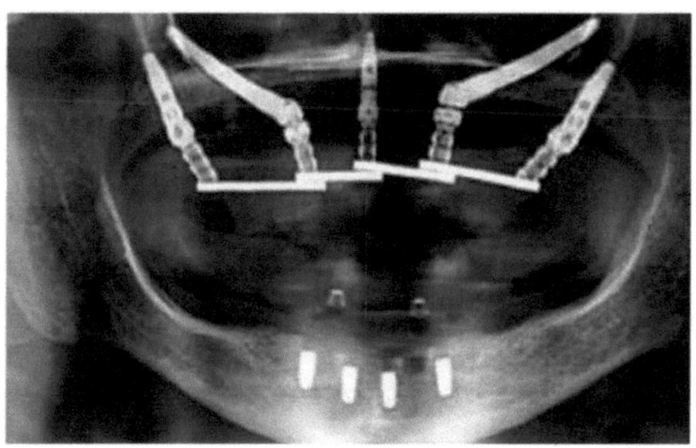

IMPLANTE PTG COLOCADO NA ÁREA PTERIGÓIDE UTILIZADO EM CONJUNTO COM IMPLANTES ZIGOMÁTICOS PARA TRATAR UMA ARCADA MAXILAR SEVERAMENTE REABSORVIDA.

Complicações-

- A inserção de implantes ao nível da placa pterigoide pode estar potencialmente associada a hemorragias (do plexo pterigoide ou da artéria maxilar).
- Falta de estabilidade do implante primário [Candel 2012], que pode ser resolvida através de protocolos de perfuração com preparação insuficiente e desenhos de implantes inovadores.
- As complicações cirúrgicas mais comuns referidas na literatura são a

hemorragia, o trismo e a dor, que podem ser tratadas adequadamente.

Deslocamento do implante na fossa pterigoide [160]

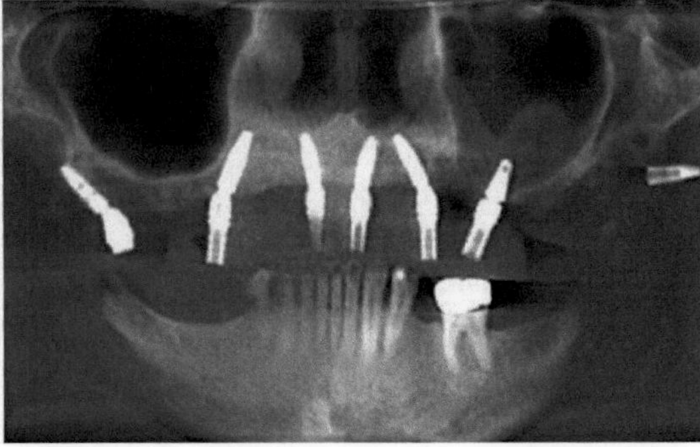

REVISÃO DA LITERATURA

1. **Krekmanov leonard et al (2000)**[161] investigaram o método de colocação de implantes na parte posterior dos maxilares para estender as próteses fixas ligadas a implantes mais distalmente e para reduzir o comprimento dos cantilevers em próteses de arcada completa sem transpor o nervo mandibular ou efetuar enxertos ósseos no maxilar. Quarenta e sete pacientes consecutivos foram tratados com implantes (25 pacientes/36 implantes mandibulares, 22 pacientes/30 implantes maxilares) colocados em posições inclinadas. Foram seguidos durante uma média de 40 meses (mandíbulas) e 53 meses (maxilas). Na mandíbula, os implantes perto do forame mental foram inclinados posteriormente cerca de 25 a 35 graus. No maxilar, os implantes posteriores foram colocados perto e paralelamente às paredes do seio maxilar e foram inclinados para a frente/para trás cerca de 30 a 35 graus. Os pacientes ganharam uma distância média de 6,5 mm de suporte de prótese na mandíbula e 9,3 mm na maxila, como resultado da inclinação do implante. Não se registaram falhas de implantes nas mandíbulas. As taxas de sucesso cumulativas na maxila aos 5 anos foram de 98% para implantes inclinados e 93% para implantes não inclinados.

2. **Jorge cortes Breton brinkmann (2001)**[162] avaliou o comportamento clínico a longo prazo dos implantes rectos em comparação com os implantes dentários intencionalmente inclinados (ITDI) que suportam restaurações fixas em arcadas edêntulas parciais ou totais, analisando as taxas de sobrevivência e sucesso dos implantes, as complicações e a perda óssea marginal (MBL) após >5 anos de função, pelo que concluiu que não existe diferença entre implantes dentários

inclinados em comparação com implantes rectos a médio-longo prazo (>5 anos).

3. **Carlos Aparios et al (2007)**[163] efectuaram um estudo no qual a combinação de implantes inclinados e axiais foi utilizada em pacientes com maxilares posteriores severamente reabsorvidos como alternativa ao enxerto sinusal. Vinte e cinco pacientes foram reabilitados com 29 próteses parciais fixas suportadas por 101 implantes Branemark System. Cinquenta e nove implantes foram instalados numa direção axial e 42 numa direção inclinada. O período médio de acompanhamento foi de 37 meses. Após 5 anos, a taxa de sucesso cumulativo dos implantes foi de 95,2% (taxa de sobrevivência: 100%) para os implantes inclinados e 91,3% (taxa de sobrevivência: 96,5%) para os implantes axiais, e a taxa de sobrevivência da prótese foi de 100%. Ao quinto ano, a perda óssea marginal média foi de 1,21 mm para os implantes inclinados e de 0,92 mm para os axiais. Os valores médios de Periotest (PTV) no momento da carga foram de -2,62 e -3,57, e após 5 anos os PTVs foram de -4,73 e -5,00 para os implantes inclinados e axiais, respetivamente.

4. **Antonios Zampelis et al (2007)**[164] avaliaram se a inclinação de implantes esplintados afecta a distribuição de tensão no osso que circunda o colo do implante e se a utilização de implantes inclinados como pilares distais é biomecanicamente superior à utilização de cantilevers distais. Foi desenvolvido um modelo 2-D para análise de elementos finitos, utilizando dois implantes de 13 mm, unidos por uma viga de titânio de 16 × 3 mm. Os implantes foram embebidos em blocos de osso, simulando diferentes propriedades ósseas. Foi criada uma pequena cratera no osso marginal à volta do implante inclinado para simular a remodelação óssea fisiológica. O modelo com um cantilever distal de 7 mm de comprimento e um

implante distal foi comparado com um modelo em que o implante distal (13 ou 19 mm) foi inclinado 45 graus e suportou a extremidade distal do cantilever. Foi aplicada uma força de 50 N através da viga. O resultado obtido foi que a inclinação distal de implantes esplintados por restaurações fixas não aumenta a tensão óssea em comparação com implantes verticais colocados normalmente.

5. **Tiziano Testori et al (2008)**[165] efectuaram um estudo no qual avaliaram o resultado do tratamento de pontes fixas de arcada completa com carga imediata ancoradas a implantes inclinados e axiais para a reabilitação de maxilares totalmente edêntulos e compararam o resultado de implantes axiais vs. inclinados e sugeriram que a carga imediata associada a implantes inclinados pode ser considerada uma modalidade de tratamento viável para o maxilar atrófico e que não parece haver um resultado clínico diferente entre implantes inclinados e axiais.

6. **Aparicio et al (2008)**[166] efectuaram um estudo, no qual foram colocados 47 implantes zigomáticos em 25 pacientes consecutivos com uma média de idades de 48 anos e com menos de 4 mm de altura e largura óssea disponível. O acompanhamento foi realizado em 1, 4 e 12 meses, anualmente de 2 a 5 anos. Observou-se que 100% dos implantes zigomáticos apresentaram um bom prognóstico até ao período de tempo observado.

7. **Penarrocha et al (2008)**[167] efectuaram um estudo em 45 pacientes, colocando-lhes 68 implantes pterigóides. O acompanhamento foi efectuado até 57 meses e verificaram que 2 implantes falharam antes da carga.

8. **Massimo Del Fabbro et al (2009)**[168] efectuaram um estudo clínico em que

avaliaram o prognóstico de próteses com carga imediata suportadas por implantes verticais e inclinados, após pelo menos 1 ano de função, e avaliaram a taxa de sobrevivência de implantes verticais e inclinados para a reabilitação imediata de arcadas parcial e totalmente edêntulas. Um total de 1.992 implantes, dos quais 11 (0,55%) com superfície maquinada, foram colocados em 462 pacientes reabilitados com 12 próteses parciais e 458 próteses totais fixas (257 na maxila e 213 na mandíbula). Dos implantes colocados, 1026 eram verticais e 966 inclinados e o resultado deste estudo foi excelente, uma vez que apenas 1,25% dos implantes foram perdidos durante o primeiro ano de carga, tendo sido registadas apenas duas falhas posteriormente.

9. Monje, Alberto et al (2010)[169] realizaram um estudo cujo objetivo principal era comparar a quantidade de perda óssea marginal em torno de implantes inclinados e rectos e comparar a incidência de complicações biomecânicas. Foi efectuada uma pesquisa bibliográfica eletrónica em cinco bases de dados, para os anos de 2000 a 2011, e uma pesquisa manual em revistas relacionadas com implantes. Foram incluídos estudos clínicos em humanos, em língua inglesa, que tivessem relatado a perda óssea marginal em implantes inclinados e rectos num período de seguimento de 12 meses ou mais. A perda óssea marginal média e o número de implantes que estavam disponíveis para análise foram extraídos dos artigos originais para meta-análises. Foram incluídos oito estudos (seis prospectivos e dois retrospectivos). Não foi encontrada qualquer diferença significativa na perda óssea marginal média ponderada entre os implantes inclinados e os implantes rectos a curto e médio prazo.

10. Luca Francetti (2010)[170] estudo prospetivo teve como objetivo avaliar os resultados clínicos e as alterações do nível ósseo periimplantar em torno de implantes inclinados e axiais que suportam reabilitações imediatas fixas de arcada completa até 60 meses de carga. Foram incluídos 47 pacientes no estudo. Cada paciente recebeu uma ponte fixa de arcada completa suportada por dois implantes axiais e dois implantes distais inclinados. A carga foi aplicada no prazo de 48 horas após a cirurgia. Os pacientes foram agendados para acompanhamento aos 6, 12, 18, 24 meses e anualmente até 5 anos. Em cada seguimento, foram avaliados o nível de placa e as pontuações de hemorragia e foi efectuada uma avaliação radiográfica da alteração do nível ósseo marginal. As radiografias periapicais foram tiradas utilizando uma técnica de paralelização e subsequentemente digitalizadas a 600 dpi. Foi utilizado um software de análise de imagem para avaliar o nível ósseo e concluiu-se que a utilização de implantes inclinados na reabilitação imediata de maxilares totalmente edêntulos é segura e não está associada a uma maior perda óssea marginal em comparação com implantes colocados axialmente.

11. AO Malhotra et al (2012)[171] avaliaram se a inclinação do implante distal em diferentes angulações (30° e 40°) com diferentes comprimentos de cantilever (4 mm e 12 mm) afecta a distribuição de tensão e deformação numa situação "all-on-four". Foi modelada uma mandíbula completamente edêntula com quatro implantes cónicos colocados na região interforaminal para receber uma prótese fixa totalmente em acrílico. Os dois implantes posteriores foram inclinados num ângulo de 30° e 40° e concluiu-se que o aumento da inclinação dos implantes distais não aumenta significativamente a tensão. Também mostra que a arquitetura da mandíbula desempenha um papel importante durante o planeamento do tratamento de um paciente completamente desdentado.

12. **Paulo malo et al (2012)**[172] realizaram um estudo clínico retrospetivo que incluiu 242 pacientes com 968 implantes com carga imediata suportando próteses fixas maxilares de arco completo em acrílico, demonstrando uma elevada taxa de sobrevivência de 93% ao nível do paciente e 98% ao nível do implante após 5 anos de acompanhamento. Estudos recentes encorajaram a utilização do conceito All-on-4® , salientando que, ao planear uma reabilitação fixa num maxilar edêntulo utilizando quatro implantes, a qualidade do osso, o comprimento dos implantes, os hábitos do paciente e o comprimento do cantilever esperado devem ser considerados.

13. **Marfa Penarrocha Diago et al (2013)**[173] avaliaram a utilização de implantes inclinados, angulados no sentido vestibulolingual, para restaurar sectores mandibulares posteriores atróficos. Trinta e nove implantes foram colocados com uma angulação vestibular e 28 implantes foram colocados verticalmente. Foram observadas perdas ósseas médias de 0,59 ± 0,26 mm entre os implantes inclinados e 0,48 ± 0,34 mm entre os implantes axiais, 1 ano após a carga. Doze meses após a carga, os implantes inclinados proporcionaram bons resultados para a restauração de mandíbulas posteriores com atrofia horizontal e não foram observadas diferenças significativas nas taxas de sucesso ou na perda óssea marginal entre os implantes inclinados e axiais.[170]

14. **Erika O. Almeida et al (2013)**[174] compararam o comportamento biomecânico de implantes longos inclinados e implantes curtos verticais para suportar próteses fixas numa maxila atrófica e concluíram que a presença de implantes inclinados

distais (all-on-four) e curtos distais (all-on-six) resultou em tensões mais elevadas em ambas as situações no osso maxilar em comparação com a presença de implantes verticais (all-on-four).

15. **Bruno Ramos Chrcanovic (2014)**[175] testou a hipótese nula de não haver diferença na taxa de insucesso dos implantes, perda óssea marginal e infeção pós-operatória para pacientes reabilitados com implantes dentários inclinados ou axialmente colocados, contra a hipótese alternativa de haver diferença. Um total de 5029 implantes dentários foram inclinados (82 falhas; 1,63%), e 5732 implantes foram colocados axialmente (104 falhas; 1,81%). A diferença entre os procedimentos não afectou significativamente as taxas de insucesso dos implantes (P = 0,40), com um RR de 1,14 (95% CI 0,84-1,56).

Não se registaram efeitos significativos aparentes dos implantes dentários inclinados na ocorrência de perda óssea marginal (MD 0,03, 95% CI -0,03 a 0,08; P = 0,32). Sugeriu que as diferenças na angulação dos implantes dentários podem não afetar a sobrevivência do implante ou a perda óssea marginal.[172]

16. **Massimo del fabbro et al em (2014)**[176] efectuaram um estudo no qual compararam a alteração do nível ósseo da crista em torno de implantes colocados axialmente vs. implantes inclinados que suportam reconstruções protéticas fixas para a reabilitação de maxilares parcial e totalmente edêntulos, após pelo menos 1 ano de função e a diferença na alteração do nível ósseo da crista em torno de implantes axiais vs. implantes inclinados foi analisada utilizando meta-análise. Verificaram que a perda óssea crestal peri-implantar após 1 ano de função variou entre 0,43 e 1,13 mm para implantes axiais e entre 0,34 e 1,14 mm para implantes

inclinados. Isto significa que não foi encontrada qualquer diferença significativa em ambos os métodos de colocação de implantes. Concluíram que a inclinação dos implantes não induz uma alteração significativa na alteração do nível da crista óssea em comparação com a colocação axial convencional após 1 ano de funcionamento.

17. Alessandro Cucchi et al (2019)[177] compararam a taxa de sucesso do implante e a perda óssea crestal em torno de implantes inclinados e rectos que suportam reabilitações de arcada completa de carga imediata. Foram colocados 70 implantes rectos e 50 implantes inclinados para reabilitar 14 mandíbulas e 12 maxilares em 20 pacientes. Após um seguimento de 12 a 36 meses, a taxa de sobrevivência foi de 97,1% para implantes rectos e 96,0% para implantes inclinados; enquanto as taxas de sucesso foram de 94,3% e 94,0%, respetivamente.

18. Ratna nag et al em (2019)[178] realizaram um estudo no qual compararam a influência da tensão no osso após a colocação de implantes dentários utilizando três técnicas alternativas, nomeadamente, (i) All Ratna -on-4 (2 implantes rectos e 2 implantes inclinados distalmente) (ii) All-on-6 (6 implantes rectos) e (iii) All-Tilt-6 (6 implantes inclinados sob a técnica TTPHIL-ALL TILT) para a reabilitação de maxilas atróficas moderadas utilizando a análise de elementos finitos. Na análise de elementos finitos, foram aplicadas cargas verticais de 150 N na área do incisivo lateral/canino, segundo pré-molar e segundo molar para analisar a distribuição da tensão de von Mises no osso cortical da crista, no osso esponjoso e no osso cortical basal. Verificaram que a tensão de von Mises apresentou valores mais elevados no osso cortical crestal, no osso cortical basal e no osso esponjoso para os conceitos "All-on-4" e "All-on-6". É comparativamente menor para o conceito "All-Tilt-6".

A partir do seu estudo, concluíram que o conceito TTPHIL- ALL TILT (Tall Tilted Pin Hole Immediate Loading) é uma nova técnica derivada do "conceito de implante inclinado", em que o encaixe bicortical do implante transfere menos tensão para o osso, com menores probabilidades de reabsorção óssea, falhas e ausência de cantilever.

19. Duarte et al (2020)[179] realizaram um estudo em 12 pacientes não fumadores com maxila edêntula. Foram colocados 2 implantes zigomáticos bilateralmente, combinados com dois implantes curtos colocados na pré-maxila. Foi colocado um total de 24 implantes zigomáticos e o acompanhamento foi efectuado até aos 60 meses, tendo-se verificado que a taxa de sobrevivência dos implantes era de 100%.

20. Wang et al (2021)[180] efectuaram um estudo em 15 pacientes com maxila edêntula e altura e largura inadequadas, nos quais foi colocado um implante zigomático quádruplo e foi efectuado um acompanhamento até 17 meses. Observaram uma taxa de insucesso do implante de 2% nesse estudo

21. Kiran patel et al (2021)[181] efectuaram um estudo no qual todos os implantes foram colocados por um único operador para eliminar a parcialidade cirúrgica. Ao longo do estudo, 153 implantes de 157 implantes foram bem colocados, sendo a taxa de sobrevivência dos implantes basais de 97,5%.

22. Rhaslla Gonçalves Batista et al (2022)[182] avaliaram a perda óssea marginal e a taxa de sobrevivência dos implantes inclinados em comparação com os implantes axiais para próteses parciais fixas implanto-suportadas (ISFPDs). Foram incluídos nove estudos, totalizando 258 participantes e 604 implantes (269 implantes inclinados e 335 implantes axiais). Não foram encontradas diferenças significativas entre os implantes inclinados e axiais para a taxa de sobrevivência do implante (P=.81; rácio de risco: 1.14). No entanto, foram observados valores de perda óssea marginal mais elevados para os implantes inclinados (P=.001; diferença média: 0.12 mm). Não foi observada heterogeneidade significativa em nenhuma das análises.

DISCUSSÃO

O termo "Implantes inclinados" refere-se a implantes colocados num ângulo de, normalmente, 30 graus ou mais em relação aos implantes posicionados axial ou verticalmente. De acordo com muitos autores, a utilização de implantes inclinados no sector posterior do maxilar oferece vantagens em relação aos implantes axiais. A colocação de implantes inclinados oferece benefícios cirúrgicos e protéticos. De facto, a combinação de implantes inclinados e axiais permite a utilização de implantes mais longos, aumentando assim a superfície de osseointegração; elimina a necessidade de tratamento de elevação do pavimento sinusal; melhora a estabilidade primária através da ancoragem em mais do que uma camada cortical; evita extremidades em cantilever, colocando os implantes mais distais e com melhor distribuição de carga ao longo da arcada dentária; e evita a utilização de enxertos ósseos, o que ajuda na carga imediata dos implantes, encurtando assim o tempo de tratamento.

Malo et al. introduziram originalmente o conceito do protocolo All-on-4. Trata-se de um protocolo de reabilitação de função imediata. Este conceito baseia-se no número ótimo de quatro implantes colocados como pedras angulares para suportar uma arcada edêntula com uma prótese de arcada completa e carga imediata de uma prótese fixa em quatro implantes colocados na maxila ou na mandíbula. Em geral, dois implantes paralelos são colocados anteriormente e dois implantes angulados são colocados posteriormente para evitar estruturas vitais importantes.

Graças a estes protocolos de posicionamento, verifica-se uma poupança significativa no tempo de tratamento. Atualmente, este protocolo é aceite em todo o mundo, especialmente nos doentes em que os enxertos ósseos não são possíveis ou em que os resultados são questionáveis.

A restauração imediata do maxilar e da mandíbula reabsorvidos sobre os implantes inclinados pode ser um conceito de tratamento altamente previsível, que pode ser conseguido com uma taxa de sucesso mais elevada dos implantes e uma perda óssea marginal reduzida sob carga imediata. O pilar multiunidades bem concebido e os seus componentes permitem ao clínico corrigir os problemas de angulação nos implantes inclinados e obter a base protética ideal para restaurações previsíveis.

A inclinação dos implantes proporciona uma base protética anterior-posterior amplamente distribuída para a prótese. A inclinação permite ao médico colocar os implantes mais longos e ancorá-los no osso de alta densidade. Os implantes cónicos com desenho de rosca autocortante/auto-roscante no ápice permitem ao médico colocar estes implantes com uma perfuração mínima e obter uma ancoragem mais elevada nas corticais opostas.

Os trabalhos de investigação revelaram uma taxa de sucesso dos implantes zigomáticos que varia entre 82% e 100%. Por exemplo, Parel et al. relataram uma taxa de sucesso de 100% para implantes zigomáticos após um acompanhamento de 6 anos. Bedrossian et al. revelaram uma taxa de sucesso de 100% após 34 meses de acompanhamento. Becktor et al. estudaram 16 pacientes que receberam 31 implantes zigomáticos durante um período médio de 46,4 meses. Esta equipa de investigação relatou uma taxa de sobrevivência do implante zigomático de 90,3%. Após um ano de acompanhamento, foi registada uma taxa de sucesso de 97,9% por Hirsch et al.

MarcosMartins Curi et al realizaram um estudo retrospetivo em pacientes com maxila posterior atrófica reabilitados com implantes pterigóides entre 1999 e 2010 e seguidos durante pelo menos 36 meses após a carga do implante. Foi colocado um total de 238 implantes de titânio (172 anteriores e 66 pterigóides) em 56 pacientes. A taxa de sobrevivência global do implante pterigoide a 3 anos foi de 99%. A taxa de sobrevivência global da prótese a 3 anos foi de 97,7%. A perda óssea média à volta dos implantes pterigóides após 3 anos de carga foi de 1,21 mm (intervalo, 0,31 a 1,75).

Mehta et al, em 2021, efectuaram um estudo em que compararam o sucesso clínico entre implantes inclinados e axiais em maxilares edêntulos após três anos de carga imediata e concluíram que a inclinação dos implantes não induziu qualquer alteração significativa na sua sobrevivência e nos níveis de perda óssea marginal correspondentes, em comparação com implantes axiais colocados convencionalmente, mesmo após três anos de função.

Fransesco tirani et al, em 2021, efectuaram um estudo em que compararam a perda óssea marginal em torno de implantes inclinados e axiais no conceito All-On-4 de carga imediata e concluíram que a taxa de sucesso, a taxa de sobrevivência e a ocorrência de peri-implantite eram semelhantes entre implantes axiais e inclinados.

CONCLUSÃO

O relatório anual de 2004 da Organização Mundial de Saúde descreveu um aumento da esperança de vida que conduziu a uma prevalência da população idosa. Nos últimos anos, registou-se um aumento notável do edentulismo parcial e total, que se refere à perda de alguns ou de todos os dentes naturais. Isto pode ser atribuído a vários factores, incluindo alterações no estilo de vida, hábitos alimentares como o consumo de alimentos e bebidas açucarados, práticas de higiene oral inadequadas, como a escovagem pouco frequente e o uso de fio dental, etc. Além disso, certas complicações sistémicas, como a diabetes, a osteoporose, etc., também podem aumentar o risco de perda de dentes. A condição edêntula tem um impacto negativo na qualidade de vida relacionada com a saúde oral.

Os implantes dentários convencionais têm servido os pacientes durante décadas, oferecendo uma forma fiável de substituir dentes em falta. Embora este método tenha registado um grande sucesso, existem algumas desvantagens e limitações. As múltiplas consultas dentárias, os protocolos cirúrgicos invasivos, como a necessidade de enxertos extensos de tecidos duros e moles em casos de cristas atróficas para acomodar a colocação de implantes guiados por próteses, o tempo de tratamento prolongado e as despesas incorridas são os principais impedimentos para os implantes convencionais de duas fases. Foram relatadas na literatura novas abordagens para reabilitar arcadas dentárias extremamente atrofiadas, utilizando zonas estáveis à reabsorção, tais como implantes zigomáticos, implantes pterigóides e implantes cortico-basais. Conceitos como ALL on Four, TTPHIL, etc., utilizaram colocações de implantes inclinados para ultrapassar as deficiências das modalidades empíricas de tratamento com implantes.

A presente Dissertação de Biblioteca foi elaborada com o objetivo de explorar diferentes possibilidades de opções protéticas minimamente invasivas para maxilares atrofiados, centrando-se na utilização de implantes inclinados.

Os implantes inclinados, quando utilizados em conjunto com a ferulização, podem ajudar a distribuir a carga de forma mais uniforme pela prótese suportada pelo implante, reduzindo assim a tensão nos implantes individuais. Isto ajuda a reduzir o risco de sobrecarga e potenciais complicações, como a falha do implante ou a reabsorção óssea, e também ajuda a preservar a saúde dos tecidos peri-implantares e a minimizar o risco de complicações como a peri-implantite ou a perda óssea. A combinação de implantes inclinados e de ferulização pode contribuir para resultados mais estáveis e previsíveis a longo prazo na implantologia dentária.

Em 1998, *Per Ingvar Branemark* introduziu os implantes zigomáticos para a reabilitação protética de pacientes com reabsorção óssea maxilar grave que podem não ser candidatos adequados a implantes dentários tradicionais. Estes implantes longos ancoram no osso zigomático compacto, proporcionando um suporte estável para próteses fixas ou amovíveis sem necessidade de procedimentos de enxerto ósseo. Foi então desenvolvido o protocolo ZAGA que se centra na colocação de implantes zigomáticos de uma forma orientada para a prótese e de acordo com a anatomia do paciente.

A epidemia de COVID-19 registou um grande número de casos de notificação do FUNGO NEGRO (Mucormicose), tendo sido necessário realizar maxilectomias para limitar a propagação da infeção. Nestes casos extremos, os implantes zigomáticos podem ser utilizados para uma reabilitação dentária bem sucedida dos pacientes. Os implantes zigomáticos podem melhorar significativamente a qualidade de vida dos indivíduos com perda óssea extensa, restaurando a função, a estética e a auto-confiança.

Paulo Malo e os seus colaboradores, no ano de 2003, introduziram o conceito de "ALL ON FOUR" para maximizar a utilização do osso remanescente disponível em maxilares atróficos, permitindo uma função imediata e evitando procedimentos regenerativos. Com apenas quatro implantes necessários para uma prótese de arcada completa, maximizou a eficiência e reduziu os custos do tratamento. A carga imediata permitiu que os pacientes recebessem dentes provisórios no mesmo dia do procedimento de implante, garantindo a restauração imediata da função e da estética. Além disso, a colocação estratégica destes implantes eliminou frequentemente a necessidade de enxertos ósseos, minimizando a complexidade cirúrgica e aumentando o conforto do paciente. No geral, esta abordagem proporcionou uma solução simplificada e económica para a reabilitação da arcada completa, melhorando a experiência e os resultados dos pacientes.

Os implantes corticobasais constituem uma alternativa promissora para indivíduos com qualidade ou quantidade óssea comprometida. Ao ancorar os implantes no osso cortical basal denso, esta abordagem oferece osteofixação e carga funcional imediata de implantes esplintados no prazo de 72 horas, expandindo assim as opções de tratamento para pacientes com condições anatómicas difíceis. Seguindo os princípios da oclusão, os implantes cortio basal demonstraram resultados clínicos favoráveis em termos de estabilidade do implante e sucesso protético, particularmente em casos de reabsorção óssea grave ou de fraca densidade óssea.

O conceito de implantes altos inclinados com carga imediata (TTPHIL) evoluiu a partir de várias ideologias em implantologia: implantes basais, pterigóides e inclinados com carga imediata. Proporciona uma solução versátil para casos com altura ou densidade óssea limitadas, permitindo a colocação de implantes mais longos em forma de pinhole utilizando ancoragem bicortical, que é resistente à reabsorção. Além disso, o protocolo de carga imediata no prazo de 48 horas após a colocação do implante permite que os pacientes recebam restaurações funcionais e estéticas pouco tempo após a colocação do implante, reduzindo o tempo de tratamento e melhorando a satisfação geral do paciente. Minimiza o tempo cirúrgico, o traumatismo dos tecidos e o desconforto pós-operatório, preservando a integridade dos tecidos moles, que é crucial para uma mucointegração e osteointegração bem sucedidas.

Os implantes pterigóides oferecem uma opção de tratamento especializado para pacientes com atrofia óssea maxilar grave ou pneumatização do seio maxilar, em que a colocação de implantes convencionais pode ser difícil ou impraticável. Ao ancorar no osso pterigoide denso, estes implantes proporcionam um suporte estável para próteses fixas ou amovíveis, restaurando a função oral e a estética em indivíduos com perda óssea extensa. Ao contornar a necessidade de procedimentos de enxerto ósseo e ao utilizar o robusto osso pterigoide como base para o suporte do implante, esta abordagem oferece uma solução previsível e eficiente para restaurar o maxilar edêntulo.

Em geral, os resultados desta dissertação fornecem informações valiosas sobre o papel dos implantes inclinados na implantologia dentária moderna. Ao oferecer uma visão abrangente das suas vantagens, desvantagens e limitações, esta investigação contribui para o crescente corpo de conhecimentos sobre implantes inclinados e destaca a sua importância como uma opção de tratamento versátil e eficaz para pacientes que necessitam de reabilitação dentária.

No entanto, cabe à prudência e ao critério do médico escolher a opção correcta. Várias opções protéticas para uma distribuição favorável do stress e um conhecimento profundo da oclusão são obrigatórios para resultados clínicos bem sucedidos. Afinal de contas, devemos sempre lembrar-nos que o sucesso é uma viagem e não o destino!!!

REFERÊNCIAS

1. James R Hupp, Journal of Oral and Maxillofacial Surgery volume 75, suplemento 2, fevereiro de 2017

2. James R Hupp, Journal of Oral and Maxillofacial Surgery volume 75, suplemento 2, fevereiro de 2017

3. Branemark P, Zarb G, Albrektsson T. Tissue integrated prostheses. Chicago: Quintessence. Publ. Co.

4. Adell R, Lekholm U, Rockler BR, Branemark PI. Um estudo de 15 anos de implantes osseointegrados no tratamento da mandíbula edêntula. Revista internacional de cirurgia oral. 1981 Jan 1;10(6):387-416.

5. Sorni M, Guarinos J, García O, Peñarrocha M. Reabilitação com implantes do maxilar superior atrófico: uma revisão da literatura desde 1999. Medicina oral, patologia oral y cirugia bucal. 2005 Abr 1;10:E45-56.

6. Kumari A, Malhotra P, Phogat S, Yadav B, Yadav J, Phukela SS. Uma análise de elementos finitos para estudar a distribuição de tensões nos implantes distais numa situação "all-on-four" no maxilar atrófico, afetada pela inclinação dos implantes e pela variação do comprimento do cantilever. O Jornal da Sociedade Indiana de Dentisteria Protética. 2020 Oct 1;20(4):409-16.

7. Kumari A, Malhotra P, Phogat S, Yadav B, Yadav J, Phukela SS. Uma análise de elementos finitos para estudar a distribuição de tensões nos implantes distais numa situação "all-on-four" no maxilar atrófico, afetada pela inclinação dos implantes e pela variação do comprimento do cantilever. O Jornal da Sociedade Indiana de Dentisteria Protética. 2020 Oct 1;20(4):409-16.

8. Attard NJ, Zarb GA. Protocolos de carga imediata e precoce de implantes: uma revisão da literatura de estudos clínicos. The Journal of prosthetic dentistry. 2005 Sep 1;94(3):242-58.

9. Kumari A, Malhotra P, Phogat S, Yadav B, Yadav J, Phukela SS. Uma análise de elementos finitos para estudar a distribuição de tensões nos implantes distais

numa situação "all-on-four" no maxilar atrófico, afetada pela inclinação dos implantes e pela variação do comprimento do cantilever. O Jornal da Sociedade Indiana de Dentisteria Protética. 2020 Oct 1;20(4):409-16.

10. Abraham CM. Suplemento 1: Uma breve perspetiva histórica sobre implantes dentários, os seus revestimentos de superfície e tratamentos. A revista de odontologia aberta. 2014;8:50.

11. Virdi M, editor. Tendências emergentes em ciências da saúde oral e odontologia.2015

12. Abraham CM. Suplemento 1: Uma breve perspetiva histórica sobre implantes dentários, os seus revestimentos de superfície e tratamentos. A revista de odontologia aberta. 2014;8:50.

13. Virdi M, editor. Tendências emergentes em ciências da saúde oral e odontologia.2015

14. Maló P, Rangert B, Nobre M. Conceito de função imediata "All-on-Four" com implantes Branemark System® para mandíbulas completamente edêntulas: um estudo clínico retrospetivo. Implantologia clínica e investigação relacionada. 2003 Mar;5:2-9.

1 5 Krekmanov L, Kahn M, Rangert B, Lindstrom H. Inclinação de implantes mandibulares e maxilares posteriores para um melhor suporte da prótese. Jornal Internacional de Implantes Orais e Maxilofaciais. 2000 maio 1;15(3).

16. Bevilacqua M, Tealdo T, Pera F, Menini M, Mossolov A, Drago C, Pera P. Análise de elementos finitos tridimensionais da transmissão de carga utilizando diferentes inclinações de implantes e comprimentos de cantilever. O Jornal Internacional de Dentisteria Protética. 2008;21(6):539-42.

17. Carvalho Silva AC, Lemos CAA, Santiago JF Jr, Verri FR, Pellizzer EP. Análise de elementos finitos em reabilitação protética suportada por quatro ou seis implantes em maxila edêntula com enxerto ósseo. Mater Sci Eng C Mater Biol Appl. 2017;70(Pt 1):382-9.

18. Maló P, de Araújo Nobre M, Petersson U, Wigren S. Um estudo piloto de reabilitação de desdentados completos com função imediata utilizando um novo desenho de implante: série de casos. Clínica dentária de implantes e investigação relacionada. 2006 Dez;8(4):223-32.

19. Capelli M, Zuffetti F, Del Fabbro M, Testori T. Reabilitação imediata do maxilar completamente desdentado com próteses fixas suportadas por implantes verticais ou inclinados: um estudo clínico multicêntrico. International Journal of Oral & Maxillofacial Implants. 2007 Jul 1;22(4).

20. Testori T, Del Fabbro M, Capelli M, Zuffetti F, Francetti L, Weinstein RL. Carga oclusal imediata e implantes inclinados para a reabilitação da maxila edêntula atrófica: resultados provisórios de 1 ano de um estudo prospetivo multicêntrico. Investigação clínica sobre implantes orais. 2008 Mar;19(3):227-32.

21. Bevilacqua M, Tealdo T, Pera F, Menini M, Mossolov A, Drago C, Pera P. Análise de elementos finitos tridimensionais da transmissão de carga utilizando diferentes inclinações de implantes e comprimentos de cantilever. O Jornal Internacional de Dentisteria Protética. 2008;21(6):539-42.

22. Zurdo J, Romao C, Wennstrom JL. Sobrevivência e taxas de complicações de próteses parciais fixas implanto-suportadas com cantilevers: uma revisão sistemática. Investigação clínica sobre implantes orais. 2009 Sep;20:59-66.

23. Salvi GE, Bragger U. Riscos mecânicos e técnicos na terapia com implantes. A revista internacional de implantes orais e maxilofaciais. 2009 Abr;24(Suppl):69-85.

24. Rangert BO, Jemt T. Forças e momentos em implantes Branemark. Jornal Internacional de Implantes Orais e Maxilofaciais. 1989 Sep 1;4(3).

25. Sertgoz A, Güvener S. Análise por elementos finitos do efeito do cantilever e do comprimento do implante na distribuição de tensões numa prótese fixa suportada por implantes. The Journal of prosthetic dentistry. 1996 Aug 1;76(2):165-9.

26. Renouard F, Nisand D. Implantes curtos no maxilar severamente reabsorvido: um estudo clínico retrospetivo de 2 anos. Dentisteria de implantes clínicos e

investigação relacionada. 2005 Jun;7:s104- 10.

27. Keller EE, Van Roekel NB, Desjardins RO, Tolman DE. Reconstrução protético-cirúrgica da maxila severamente reabsorvida com enxerto de osso ilíaco e próteses integradas em tecido. International Journal of Oral & Maxillofacial Implants. 1987 Jun 1;2(3).

28. Tatum Jr H. Reconstruções com implantes na maxila e no seio maxilar. Dental Clinics of North America. 1986 Abr 1;30(2):207-29.

29. Balshi TJ, Wolfinger GJ, Balshi II, Stephen F. Análise de 356 implantes pterigomaxilares em arcadas edêntulas para ancoragem de próteses fixas. Jornal Internacional de Implantes Orais e Maxilofaciais. 1999 May 1;14(3).

30. Wood MR, Vermilyea SG. Uma revisão da literatura dentária selecionada sobre o planeamento do tratamento baseado em provas para implantes dentários: relatório do Comité de Investigação em Dentisteria Fixa da Academia de Dentisteria Fixa. The Journal of prosthetic dentistry. 2004 Nov 1;92(5):447-62.

31. Khoury F. Aumento do pavimento do seio maxilar com bloco de osso mandibular e implantação simultânea: uma investigação clínica de 6 anos. Jornal Internacional de Implantes Orais e Maxilofaciais. 1999 Jul 1;14(4).

32. Raghoebar GM, Vissink A. Tratamento de um implante endósseo que migrou para o seio maxilar sem causar sinusite maxilar: relato de caso. Jornal Internacional de Implantes Orais e Maxilofaciais. 2003 Sep 1;18(5).

33. Chappuis V, Suter VG, Bornstein MM. Deslocamento de um implante dentário para o seio maxilar: relato de uma complicação invulgar durante a realização de procedimentos de elevação do seio maxilar por etapas. Revista internacional de periodontia e odontologia restauradora. 2009 Jan 1;29(1).

34. Raghoebar GM, Van Weissenbruch R, Vissink A. Rinossinusite relacionada com implantes endósseos que se estendem para a cavidade nasal: Relato de um caso. Revista internacional de cirurgia oral e maxilofacial. 2004 Abr 1;33(3):312-4.

35. Díez-Suárez L, González-Cardín V, Gomez-Pedraza A, Granados-García M. Uma revisão da reabilitação maxilofacial utilizando implantes osteointegrados em pacientes oncológicos: Conceito de implante Buttress. Cirurgia Oral e Maxilofacial. 2020 Ago 3.

36. Pellegrino G, Tarsitano A, Basile F, Pizzigallo A, Marchetti C. Reabilitação assistida por computador de defeitos oncológicos maxilares utilizando implantes zigomáticos: uma classificação baseada em defeitos. Jornal de Cirurgia Oral e Maxilofacial. 2015 Dec 1;73(12):2446-e1.

37. Scott N, Kittur MA, Evans PL, Dovgalski L, Hodder SC. A utilização de implantes zigomáticos para a retenção de próteses nasais após rinectomia: a experiência de Morriston. Jornal Internacional de Cirurgia Oral e Maxilofacial. 2016 Aug 1;45(8):1044-8.

38. Vrielinck L, Politis C, Schepers S, Pauwels M, Naert I. Planeamento baseado em imagens e validação clínica da colocação de implantes no zigoma e pterigoide em pacientes com atrofia óssea grave utilizando guias de perfuração personalizados. Resultados preliminares de um estudo de acompanhamento clínico prospetivo. Revista internacional de cirurgia oral e maxilofacial. 2003 Feb 1;32(1):7-14.

39. Díez-Suárez L, González-Cardín V, Gomez-Pedraza A, Granados-García M. Uma revisão da reabilitação maxilofacial utilizando implantes osteointegrados em pacientes oncológicos: Conceito de implante Buttress. Cirurgia Oral e Maxilofacial. 2020 Ago 3.

40. Díez-Suárez L, González-Cardín V, Gomez-Pedraza A, Granados-García M. Uma revisão da reabilitação maxilofacial utilizando implantes osteointegrados em pacientes oncológicos: Conceito de implante Buttress. Cirurgia Oral e Maxilofacial. 2020 Ago 3.

41. Esposito M, Grusovin MG, Rees J, Karasoulos D, Felice P, Alissa R, Worthington H, Coulthard P. Effectiveness of sinus lift procedures for dental implant rehabilitation: a Cochrane systematic. Eur J Oral Implantol. 2010;3(1):7-

26.

42. Khoury F. Aumento do pavimento do seio maxilar com bloco de osso mandibular e implantação simultânea: uma investigação clínica de 6 anos. Jornal Internacional de Implantes Orais e Maxilofaciais. 1999 Jul 1;14(4).

43. Shemtov-Yona K. Avaliação quantitativa da classificação da qualidade dos ossos maxilares: Um estudo de meta-análise. PLoS One. 2021 Jun 16;16(6):e0253283.

44. Juodzbalys G, Wang HL, Sabalys G. Anatomia das estruturas vitais da mandíbula. Parte I: canal mandibular e feixe neurovascular alveolar inferior em relação com a implantologia dentária. Jornal de investigação oral e maxilofacial. 2010 Jan;1(1).

45. Juodzbalys G, Wang HL, Sabalys G. Anatomia das estruturas vitais da mandíbula. Parte I: canal mandibular e feixe neurovascular alveolar inferior em relação com a implantologia dentária. Jornal de investigação oral e maxilofacial. 2010 Jan;1(1).

46. Kim ST, Hu KS, Song WC, Kang MK, Park HD, Kim HJ. Localização do canal mandibular e a topografia das suas estruturas neurovasculares. Jornal de Cirurgia Craniofacial. 2009 May 1;20(3):936-9

47. Liu T, Xia B, Gu Z. Curso do canal alveolar inferior: um estudo radiográfico. Clinical oral implants research. 2009 Nov;20(11):1212-8.

48. Pullen G, Debenham C. Implantes curtos: Realidade e previsibilidade. Acad Dent Ther Stomato. 2011 Jan;1:1-5.

49. Juodzbalys G, Wang HL, Sabalys G. Anatomia das estruturas vitais da mandíbula. Parte II: canal incisivo mandibular, forame mental e feixes neurovasculares associados em relação à implantologia dentária. Jornal de investigação oral e maxilofacial. 2010 Jan;1(1).

50. Juodzbalys G, Wang HL, Sabalys G. Anatomia das estruturas vitais da mandíbula. Parte II: canal incisivo mandibular, forame mental e feixes

neurovasculares associados em relação à implantologia dentária. Jornal de investigação oral e maxilofacial. 2010 Jan;1(1).

51. Juodzbalys G, Wang HL, Sabalys G. Anatomia das estruturas vitais da mandíbula. Parte II: canal incisivo mandibular, forame mental e feixes neurovasculares associados em relação à implantologia dentária. Jornal de investigação oral e maxilofacial. 2010 Jan;1(1).

52. Madhok S, Kiruthika S, Prabhu K, Abraham S, Kabilan P, Nithyapriya S. Mylohyoid Ridge as a Predictor of Available Bone for Implant Placement: Um Estudo Observacional Retrospetivo de Tomografia Computorizada de Feixe Cónico (CBCT). Cureus. 2022 Jul 29;14(7).

53. Kim D, Lim T, Lee HW, Lee BS, Choi BJ, Ohe JY, Jung J. Colocação de implantes com reposicionamento do nervo alveolar inferior na mandíbula posterior. Jornal da Associação Coreana de Cirurgiões Orais e Maxilofaciais. 2023 Dez 12;49(6):347.

54. Juodzbalys G, Wang HL. Identificação das estruturas vitais mandibulares: aplicações clínicas práticas da anatomia e dos métodos de exame radiológico. Jornal de investigação oral e maxilofacial. 2010 Apr;1(2).

55. Caggiano M, D'Ambrosio F, Acerra A, Giudice D, Giordano F. Implicações biomecânicas da flexão mandibular em reabilitações de arcada completa suportadas por implantes: uma revisão sistemática da literatura. Jornal de Medicina Clínica. 2023 Aug 15;12(16):5302.

56. Kurtzman GM, Dompkowski DF, Mahler BA, Howes DG. Colocação de implantes fora do eixo para considerações anatómicas utilizando o implante Co-axis. Inside Dent. 2008 maio;12:96-102.

57. Kurtzman GM, Dompkowski DF, Mahler BA, Howes DG. Colocação de implantes fora do eixo para considerações anatómicas utilizando o implante Co-axis. Inside Dent. 2008 maio;12:96-102.

58. Kurtzman GM, Dompkowski DF, Mahler BA, Howes DG. Colocação de implantes fora do eixo para considerações anatómicas utilizando o implante Co-

axis. Inside Dent. 2008 maio;12:96-102.

59. Kurtzman GM, Dompkowski DF, Mahler BA, Howes DG. Colocação de implantes fora do eixo para considerações anatómicas utilizando o implante Co-axis. Inside Dent. 2008 maio;12:96-102.

60. Oikarinen K, Raustia AM, Hartikainen M. Contra-indicações gerais e locais para implantes endósseos - um estudo epidemiológico de radiografias panorâmicas em indivíduos com 65 anos de idade. Medicina dentária comunitária e epidemiologia oral. 1995 Abr;23(2):114-8.

61. Misch C. Complicações dos implantes dentários: Etiologia, prevenção e tratamento (1ª ed). Wiley- Blackwell 2010:57-62.

62. Wennstrom JL, Bengazi F, Lekholm U. A influência da mucosa mastigatória na condição dos tecidos moles peri-implantares. Investigação clínica sobre implantes orais. 1994 Mar;5(1):1-8.

63. Tawil G, Aboujaoude N, Younan R. Influência dos parâmetros protéticos nas taxas de sobrevivência e de complicações de implantes curtos. Jornal Internacional de Implantes Orais e Maxilofaciais. 2006 Mar 1;21(2).

64. Misch CE. Contemporary implant dentistry (3ª ed). St Louis: Mosby, Inc. 2008:168-72.

65. Winkler S, Morris HF, Ochi S. Sobrevivência dos implantes aos 36 meses em função do comprimento e do diâmetro. Anais de periodontologia. 2000 Dec;5(1):22-31.

66. Winkler S, Morris HF, Ochi S. Sobrevivência dos implantes aos 36 meses em função do comprimento e do diâmetro. Anais de periodontologia. 2000 Dec;5(1):22-31.

67. Skalak R. Considerações biomecânicas em próteses osseointegradas. The Journal of prosthetic dentistry. 1983 Jun 1;49(6):843-8.

68. Brunski JB. Aspectos biomecânicos do número ótimo de implantes para suportar uma restauração completa de arcada cruzada. Eur J Oral Implantol. 2014

Jan 1;7(Suppl 2):S111-31.

69. Piermatti J, Barndt P, Thalji G. Maintenance of Full-Arch Implant Restorations (Manutenção de restaurações de implantes de arcada completa). Barndt P, editor. 2016.

70. Krekmanov L, Kahn M, Rangert B, Lindstrom H. Inclinação de implantes mandibulares e maxilares posteriores para um melhor suporte da prótese. Jornal Internacional de Implantes Orais e Maxilofaciais. 2000 maio 1;15(3).

71. Rosén A, Gynther G. Tratamento com implantes sem enxerto ósseo em maxilares edêntulos severamente reabsorvidos: um estudo de acompanhamento a longo prazo. Jornal de cirurgia oral e maxilofacial. 2007 maio 1;65(5):1010-6.

72. Capelli M, Zuffetti F, Del Fabbro M, Testori T. Reabilitação imediata do maxilar completamente desdentado com próteses fixas suportadas por implantes verticais ou inclinados: um estudo clínico multicêntrico. International Journal of Oral & Maxillofacial Implants. 2007 Jul 1;22(4).

73. Testori T, Del Fabbro M, Capelli M, Zuffetti F, Francetti L, Weinstein RL. Carga oclusal imediata e implantes inclinados para a reabilitação da maxila edêntula atrófica: resultados provisórios de 1 ano de um estudo prospetivo multicêntrico. Investigação clínica sobre implantes orais. 2008 Mar;19(3):227-32.

74. Silva GC, Mendonça JA, Lopes LR, Landre Jr J. Padrões de tensão nos implantes em próteses suportadas por quatro ou seis implantes: uma análise tridimensional de elementos finitos. Revista Internacional de Implantes Orais e Maxilofaciais. 2010 Apr 1;25(2).

75. Aydin C, Ozen J, Yilmaz C, Korkmaz T. Efeitos da inclinação mesiodistal dos implantes na distribuição do stress em próteses fixas suportadas por implantes. Jornal Internacional de Implantes Orais e Maxilofaciais. 2006 Jan 1;21(1).

76. Zampelis A, Rangert B, Heijl L. Inclinação de implantes esplintados para um melhor suporte protético: uma análise bidimensional de elementos finitos. O Jornal de Medicina Dentária Protética. 2007 Jun 1;97(6):S35-43.

77. Sertgoz A, Güvener S. Análise por elementos finitos do efeito do cantilever e do comprimento do implante na distribuição de tensões numa prótese fixa suportada por implantes. The Journal of prosthetic dentistry. 1996 Aug 1;76(2):165-9.

78. Silva GC, Mendonça JA, Lopes LR, Landre Jr J. Padrões de tensão nos implantes em próteses suportadas por quatro ou seis implantes: uma análise tridimensional de elementos finitos. Revista Internacional de Implantes Orais e Maxilofaciais. 2010 Apr 1;25(2).

79. Silva GC, Mendonça JA, Lopes LR, Landre Jr J. Padrões de tensão nos implantes em próteses suportadas por quatro ou seis implantes: uma análise tridimensional de elementos finitos. Revista Internacional de Implantes Orais e Maxilofaciais. 2010 Apr 1;25(2).

80. Branemark PI, Svensson B, Van Steenberghe D. Taxas de sobrevivência a dez anos de próteses fixas sobre quatro ou seis implantes ad modum Branemark em edentulismo total. Investigação clínica sobre implantes orais. 1995 Dec;6(4):227-31.

81. Bevilacqua M, Tealdo T, Menini M, Pera F, Mossolov A, Drago C, Pera P. A influência do comprimento do cantilever e da inclinação do implante na distribuição do stress em próteses fixas maxilares suportadas por implantes. The Journal of prosthetic dentistry. 2011 Jan 1;105(1):5-13.

82. Mattsson T, Kondell PÂ, Gynther GW, Fredholm U, Bolin A. Tratamento com implantes sem enxerto ósseo em maxilares edêntulos severamente reabsorvidos. Jornal de cirurgia oral e maxilofacial. 1999 Mar 1;57(3):281-7.

83. Kim KS, Kim YL, Bae JM, Cho HW. Comparação biomecânica de implantes axiais e inclinados para próteses fixas de arcada completa mandibular. Jornal Internacional de Implantes Orais e Maxilofaciais. 2011 Oct 1;26(5).

8 4.Ozan O, Kurtulmus-Yilmaz S. Comparação biomecânica de diferentes inclinações de implantes e comprimentos de cantilever no conceito de tratamento All-on-4 através da análise tridimensional de elementos finitos. Jornal internacional de implantes orais e maxilofaciais. 2018 Jan 1;33(1).

85. Krekmanov L, Kahn M, Rangert B, Lindstrom H. Inclinação de implantes mandibulares e maxilares posteriores para um melhor suporte da prótese. Jornal Internacional de Implantes Orais e Maxilofaciais. 2000 maio 1;15(3).

86. Tabassum A, Meijer GJ, Frank Walboomers X, Jansen JA. Limites biológicos da técnica cirúrgica subdimensionada: um estudo em cabras. Investigação clínica sobre implantes orais. 2011 Feb;22(2):129-34.

8 7.Shapurian T, Damoulis PD, Reiser GM, Griffin TJ, Rand WM. Avaliação quantitativa da densidade óssea utilizando o índice de Hounsfield. International Journal of Oral & Maxillofacial Implants. 2006 Mar 1;21(2).

88. Norton MR, Gamble C. Classificação óssea: uma escala objetiva da densidade óssea utilizando o exame de tomografia computorizada. Investigação clínica sobre implantes orais. 2001 Feb;12(1):79-84.

89. Ottoni JM, Oliveira ZF, Mansini R, Cabral AM. Correlação entre torque de colocação e sobrevivência de implantes unitários. Revista Internacional de Implantes Orais e Maxilofaciais. 2005 Sep 1;20(5).

90. Wang L, Aghvami M, Brunski J, Helms J. Biophysical regulation of osteotomy healing: Um estudo em animais. Dentisteria de implantes clínicos e investigação relacionada. 2017 Ago;19(4):590-9.

91. Wang L, Aghvami M, Brunski J, Helms J. Biophysical regulation of osteotomy healing: Um estudo em animais. Dentisteria de implantes clínicos e investigação relacionada. 2017 Ago;19(4):590-9.

92. Lesley D, Aparicio C. Indicações e contra-indicações para a utilização do implante zigomático. A abordagem guiada pela anatomia. Berlin: Ed. Quintessence. 2012:79-87.

93. Lesley D, Aparicio C. Indicações e contra-indicações para a utilização do implante zigomático. A abordagem guiada pela anatomia. Berlin: Ed. Quintessence. 2012:79-87.

94. Lesley D, Aparicio C. Indicações e contra-indicações para a utilização do

implante zigomático. A abordagem guiada pela anatomia. Berlin: Ed. Quintessence. 2012:79-87.

95. Bedrossian E. Reabilitação da maxila edêntula com o conceito de zigoma: um estudo prospetivo de 7 anos. Jornal internacional de implantes orais e maxilofaciais. 2010 Dec 1;25(6).

96. Lesley D, Aparicio C. Indicações e contra-indicações para a utilização do implante zigomático. A abordagem guiada pela anatomia. Berlin: Ed. Quintessence. 2012:79-87.

97. Lesley D, Aparicio C. Indicações e contra-indicações para a utilização do implante zigomático. A abordagem guiada pela anatomia. Berlin: Ed. Quintessence. 2012:79-87.

98. Aparicio C, Olivo A, de Paz V, Kraus D, Luque MM, Crooke E, Simon P, Simon M, Ferreira J, Serrano AS, Ilg JP. A abordagem guiada pela anatomia do zigoma (ZAGA) para a reabilitação da maxila atrófica. Revisão de Odontologia Clínica. 2022 Feb 23;6(1):2.

99. Aparicio C, Olivo A, de Paz V, Kraus D, Luque MM, Crooke E, Simon P, Simon M, Ferreira J, Serrano AS, Ilg JP. A abordagem guiada pela anatomia do zigoma (ZAGA) para a reabilitação da maxila atrófica. Revisão de Odontologia Clínica. 2022 Feb 23;6(1):2.

100. Aparicio C, Olivo A, de Paz V, Kraus D, Luque MM, Crooke E, Simon P, Simon M, Ferreira J, Serrano AS, Ilg JP. A abordagem guiada pela anatomia do zigoma (ZAGA) para a reabilitação da maxila atrófica. Revisão de Odontologia Clínica. 2022 Feb 23;6(1):2.

101. Aparicio C, Olivo A, de Paz V, Kraus D, Luque MM, Crooke E, Simon P, Simon M, Ferreira J, Serrano AS, Ilg JP. A abordagem guiada pela anatomia do zigoma (ZAGA) para a reabilitação da maxila atrófica. Revisão de Odontologia Clínica. 2022 Feb 23;6(1):2.

102. Aparicio C, Olivo A, de Paz V, Kraus D, Luque MM, Crooke E, Simon P, Simon M, Ferreira J, Serrano AS, Ilg JP. A abordagem guiada pela anatomia do zigoma (ZAGA) para a reabilitação da maxila atrófica. Revisão de Odontologia Clínica. 2022 Feb 23;6(1):2.

103. Taruna M, Chittaranjan B, Sudheer N, Tella S, Abusaad MD. Perspetiva protética do conceito all-on-4® para implantes dentários. Jornal de investigação

clínica e de diagnóstico: JCDR. 2014 Oct;8(10):ZE16.

104. Ho CK. Reabilitação com implantes na mandíbula edêntula: o conceito de função imediata "All-on-4". Australian Dent J. 2012 Mar;23:138-48.

105. Jensen OT, Adams MW, Cottam JR, Parel SM, Phillips III WR. A prateleira tudo em 4: Mandíbula. Jornal de Cirurgia Oral e Maxilofacial. 2011 Jan 1;69(1):175-81.

106. Cranin AN. Atlas de implantologia oral. Thieme Medical e G. Thieme Verlag; 1993.

1 07.Silva GC, Mendonça JA, Lopes LR, Landre Jr J. Padrões de tensão nos implantes em próteses suportadas por quatro ou seis implantes: uma análise tridimensional de elementos finitos. Revista Internacional de Implantes Orais e Maxilofaciais. 2010 Apr 1;25(2).

108. Begg T, Geerts GA, Gryzagoridis J. Padrões de tensão em torno de implantes angulados distais na configuração do conceito all-on-four.

109. Begg T, Geerts GA, Gryzagoridis J. Padrões de tensão em torno de implantes angulados distais na configuração do conceito all-on-four.

110. Frost HM. Perspectivas: janelas de utilização mecânica do osso. Bone and mineral. 1992 Dec 1;19(3):257-71.

111. Isidor F. Influência das forças no osso peri-implantar. Investigação clínica sobre implantes orais. 2006 Oct;17(S2):8-18.

112. Grandi T, Guazzi P, Samarani R, Grandi G. Carga imediata de quatro implantes pós-extractivos (all-on-4) que suportam próteses fixas de arcada cruzada mandibular: Seguimento de 18 meses de um estudo de coorte prospetivo multicêntrico. Eur J Oral Implantol. 2012 Sep 1;5(3):277-85.

113. Galindo DF, Butura CC. Próteses de implantes fixos mandibulares com carga imediata utilizando o protocolo all-on-four: um relatório de 183 pacientes tratados consecutivamente com 1 ano de função em próteses definitivas. International Journal of Oral & Maxillofacial Implants. 2012 Jun 1;27(3).

114. Malo P, Rangert BO, Nobre M. Conceito All-on-4 de função imediata com implantes Branemark System® para maxilares completamente edêntulos: um estudo clínico retrospetivo de 1 ano. Implantologia clínica e investigação relacionada. 2005 Jun;7:s88-94.

115. Khatami AH, Smith CR. Conceito de função imediata "All-on-Four" e relatório clínico do tratamento de uma mandíbula edêntula com uma prótese completa fixa e estrutura de titânio fresado. Journal of Prosthodontics. 2008 Jan;17(1):47-51.

116. Taruna M, Chittaranj an B, Sudheer N, Tella S, Abusaad MD. Perspetiva protética do conceito all-on-4® para implantes dentários. Jornal de investigação clínica e de diagnóstico: JCDR. 2014 Oct;8(10):ZE16.

117. Bate R. Carga imediata: uma nova era na implantologia oral (2011): 297-297.

118. Parel S. Capítulo 23: A evolução dos implantes angulados. Implantes dentários: a arte e a ciência. 2ª ed. Maryland Heights: Saunders, uma marca da Elsevier. 2011:370-88.

119. Chan MH, Holmes C. O conceito contemporâneo "All-on-4". Dental Clinics. 2015 Abr 1;59(2):421-70.

120. Jensen OT, Adams MW. Tratamento All-on-4 de mandíbula altamente atrófica com V-4 mandibular: relato de 2 casos. Jornal de cirurgia oral e maxilofacial. 2009 Jul 1;67(7):1503-9.

121. Jensen OT, Adams MW, Cottam JR, Parel SM, Phillips III WR. A prateleira All-on-4: maxila. Jornal de Cirurgia Oral e Maxilofacial. 2010 Oct 1;68(10):2520-7.

122. Jensen OT, Adams MW, Cottam JR, Parel SM, Phillips III WR. A prateleira All-on-4: maxila. Jornal de Cirurgia Oral e Maxilofacial. 2010 Oct 1;68(10):2520-7.

123. Jensen OT, Cottam J, Ringeman J, Adams M. Implantes dentários trans-sinusais, proteína morfogenética óssea 2 e função imediata para o tratamento all-on-4 de atrofia maxilar grave. Jornal de cirurgia oral e maxilofacial. 2012 Jan 1;70(1):141-8.

124. Mal ó P, de Araújo Nobre M, Lopes A, Francischone C, Rigolizzo M. Conceito de função imediata "All-on-4" para maxilares completamente edêntulos: um relatório clínico sobre os resultados a médio (3 anos) e longo prazo (5 anos). Implantologia clínica e investigação relacionada. 2012 maio;14:e139-50.

125. Rahul S, Jai P, Dhruv A, Anurag H. Implantes basais - Uma modalidade de tratamento alternativa para cristas atrofiadas. IJRID. 2016;6:60-72.

1 26.Ihde S. Principles of BOI: Clinical, Scientific and Practical Guidelines to 4-D Dental Implantology; 8 Tables. Springer Science & Business Media; 2004 Nov 23.

127. Grishmi N, Mitul M. Implantes basais - um remédio para cristas reabsorvidas. WJPLS. 2017;3(1):565-72.

128. Babita Y, Neha C. Baig Nazish, Tated Gaurav, Kadam Pranit. Implantes Osseointegrados Basais. IJAHS. 2016;3:1-8.

129. Rahul S, Jai P, Dhruv A, Anurag H. Implantes basais - Uma modalidade de tratamento alternativa para cristas atrofiadas. IJRID. 2016;6:60-72.

130. Babita Y, Neha C. Baig Nazish, Tated Gaurav, Kadam Pranit. Implantes Osseointegrados Basais. IJAHS. 2016;3:1-8.

131.Ihde S. Principles of BOI: Clinical, Scientific and Practical Guidelines to 4-D Dental Implantology; 8 Tables. Springer Science & Business Media; 2004 Nov 23.

132.Ihde S. Principles of BOI: Clinical, Scientific and Practical Guidelines to 4-D Dental Implantology; 8 Tables. Springer Science & Business Media; 2004 Nov 23.

133. Babita Y, Neha C. Baig Nazish, Tated Gaurav, Kadam Pranit. Implantes Basais Osseointegrados. IJAHS. 2016;3:1-8.

134.Ihde S. Principles of BOI: Clinical, Scientific and Practical Guidelines to 4-D Dental Implantology; 8 Tables. Springer Science & Business Media; 2004 Nov 23.

135. Grishmi N, Mitul M. Implantes basais - um remédio para cristas reabsorvidas. WJPLS. 2017;3(1):565-72.

136. Rahul S, Jai P, Dhruv A, Anurag H. Implantes basais - Uma modalidade de tratamento alternativa para cristas atrofiadas. IJRID. 2016;6:60-72.

137. Babita Y, Neha C. Baig Nazish, Tated Gaurav, Kadam Pranit. Implantes Osseointegrados Basais. IJAHS. 2016;3:1-8.

138. Yadav RS, Sangur R, Mahajan T, Rajanikant AV, Singh N, Singh R. Uma alternativa aos implantes dentários convencionais: Implantes basais. Rama Univ J Dent Sci. 2015 Jun;2(2):22-8.

1 39.Ihde S. Principles of BOI: Clinical, Scientific and Practical Guidelines to 4-D Dental Implantology; 8 Tables. Springer Science & Business Media; 2004 Nov 23.

140. Otoum A, Bsoul T. Implantologia de parafuso basal sem levantamento do seio maxilar. Pakistan Oral & Dental Journal. 2014 Sep 1;34(3).

141. Khairnar M, Gaur V Evidência de formação óssea no pavimento nasal à volta de implantes de parafuso bi-cortical de superfície polida após elevação nasal indireta num maxilar atrofiado: relato de caso baseado em tomografia computorizada de feixe cónico. Jornal da Sociedade Indiana de Periodontologia. 2015 Mar 1;19(2):236-8.

1 42.Scortecci G. Função imediata de implantes de design em disco ancorados corticalmente sem aumento ósseo em maxilares completamente edêntulos moderada a severamente reabsorvidos. Journal of oral Implantology. 1999 Abr 1;25(2):70-9.

1 43.Ihde S, Eber M. Relato de caso: restauração de mandíbula edêntula com 4 implantes BOI num procedimento de carga imediata. Biomed Pap Med Fac Univ Palacky Olomouc Czech Repub. 2004 Dec 1;148(2):195-8.

1 44.Odin G, Misch CE, Binderman I, Scortecci G. Reabilitação fixa de maxilares severamente atróficos utilizando implantes de disco basal com carga imediata após ativação óssea in situ. Jornal de Implantologia Oral. 2012 Oct 20;38(5):611-6.

145. Diederich MH. Reabilitação: Uma tarefa desafiante.

146. Henri D, Junqueira MA, Guimarães SL. Carga imediata de uma maxila atrofiada utilizando os princípios das placas híbridas de titânio fixadas corticalmente. Adv Dent e Saúde Oral. 2017;3:001-4.

147. Antonina I, Lazarov A, Gaur V, Lysenko V, Konstantinovic V, Grombkoto G, Palka L, Ihde S. Consenso relativamente a 16 métodos e submétodos reconhecidos e clinicamente comprovados para a colocação de implantes orais Corticobasal®. Anais de Cirurgia Maxilofacial. 2020 Jul 1;10(2):457- 62.

148. Nag PV, Sarika P, Pavankumar A. Conceito TTPHIL-ALL TILTTM uma técnica inovadora na colocação de implantes de carga funcional imediata na maxila.

Sch J Dent Sci. 2017;4:397-9.

149. Nag PV. Colocação e carregamento imediato de implantes com a técnica de carregamento imediato de pinhole alto e inclinado (Ttphil). Guident Sep. 2017 Sep 1:26-7.

150. Balshi TJ, Wolfinger GJ, Balshi II, Stephen F. Análise de 356 implantes pterigomaxilares em arcadas edêntulas para ancoragem de próteses fixas. Jornal Internacional de Implantes Orais e Maxilofaciais. 1999 May 1;14(3).

151. Nag PV, Dhara V, Puppala S, Bhagwatkar T. Tratamento da maxila atrófica completamente edêntula: a opção de implante de carga imediata de colocação de orifício de pino inclinado alto (TTPHIL)-ALL TILT™. J Contemp Dent Pract. 2019 Jul 1;20(6):754-63.

152. Nag PV, Dhara V, Puppala S, Bhagwatkar T. Tratamento da maxila atrófica completamente edêntula: a opção de implante de carga imediata de colocação de orifício de pino inclinado alto (TTPHIL)-ALL TILT™. J Contemp Dent Pract. 2019 Jul 1;20(6):754-63.

153. Nag PV, Dhara V, Puppala S, Bhagwatkar T. Tratamento da maxila atrófica completamente edêntula: a opção de implante de carga imediata de colocação de orifício de pino inclinado alto (TTPHIL)-ALL TILT™. J Contemp Dent Pract. 2019 Jul 1;20(6):754-63.

154. Nag PV, Sarika P, Khan R, Bhagwatkar T. TTPHIL-ALL TILT™-Uma técnica eficaz para o carregamento de implantes dentários: Um estudo comparativo da distribuição de tensões na maxila utilizando a análise de elementos finitos. Jornal de Implantes Dentários. 2019 Jan 1;9(1):4-11.

155. Nag PV, Sarika P, Khan R, Bhagwatkar T. TTPHIL-ALL TILT™-Uma técnica eficaz para o carregamento de implantes dentários: Um estudo comparativo da distribuição de tensões na maxila utilizando a análise de elementos finitos. Jornal de Implantes Dentários. 2019 Jan 1;9(1):4-11.

156. Del Fabbro M, Ceresoli V. O destino do osso marginal em redor de implantes axiais vs. inclinados: uma revisão sistemática. Eur J Oral Implantol. 2014 Jun 1;7(Suppl 2):171-89.

157. Javed F, Romanos GE. O papel do diâmetro do implante na sobrevivência a longo prazo dos implantes dentários colocados na maxila posterior: uma revisão sistemática. Investigações clínicas orais. 2015 Jan;19:1-0.

158. Jinfeng L, Jinsheng D, Xiaohui W, Yanjun W, Ningyu W. A pneumatização e a estrutura adjacente do seio maxilar superior posterior e seu efeito na morfologia da cavidade nasal. Medical Science Monitor: Revista Médica Internacional de Pesquisa Experimental e Clínica. 2017;23:4166.

159. George P, Kurtzman GM. Implantes pterigóides: considerações anatómicas e colocação cirúrgica. Journal of Osseointegration. 2022 Mar 8;14(2):81-7.

160. Dryer RR, Conrad HJ. Deslocamento de um implante dentário para a fossa pterigoide: um relatório clínico. Journal of Prosthodontics. 2019 Dec;28(9):1044-

6.

161. Krekmanov leonard, Placement of posterior mandibular and maxillary implants in patients with severe bone deficiency: a clinical report of procedure. Jornal Internacional de Implantes Orais e Maxilofaciais, 2000, Vol 15, Número 3, p405

162. Cortes-Breton Brinkmann J, García-Gil I, Pedregal P, Peláez J, Prados-Frutos JC, Suárez MJComportamento clínico a longo prazo e complicações de implantes dentários intencionalmente inclinados em comparação com implantes rectos que suportam restaurações fixas: Uma revisão sistemática e meta-análise. Biology. 2021 Jun 8;10(6):509.

163. Aparicio C, Perales P, Rangert B. Implantes inclinados como alternativa ao enxerto do seio maxilar: um estudo clínico, radiológico e perioteste. Dentisteria de implantes clínicos e investigação relacionada. 2001 Jan;3(1):39-49.

164. Zampelis A, Rangert B, Heijl L. Inclinação de implantes esplintados para um melhor suporte protético: uma análise bidimensional de elementos finitos. O Jornal de Medicina Dentária Protética. 2007 Jun 1;97(6):S35-43.

165. Testori T, Del Fabbro M, Capelli M, Zuffetti F, Francetti L, Weinstein RL. Carga oclusal imediata e implantes inclinados para a reabilitação da maxila edêntula atrófica: resultados provisórios de 1 ano de um estudo prospetivo multicêntrico. Investigação clínica sobre implantes orais. 2008 Mar;19(3):227-32.

166. Aparicio C, Ouazzani W, Hatano N. A utilização de implantes zigomáticos para a reabilitação protética da maxila severamente reabsorvida. Periodontologia 2000. 2008 Jun;47(1):162-71.

167. Penarrocha M, Lamas J, Penarrocha M, Garcia B. Implantes imediatos de incisivos laterais superiores com coroas provisórias de carga não oclusal. Journal of Prosthodontics. 2008 Jan;17(1):55-9.

168. Del Fabbro M, Bellini CM, Romeo D, Francetti L. Implantes inclinados para a reabilitação de maxilares edêntulos: uma revisão sistemática. Implantologia clínica e investigação relacionada. 2012 Ago;14(4):612-21.

169. Monje A, Aranda L, Diaz KT, Alarcón MA, Bagramian RA, Wang HL, Catena A. Impacto da terapia de manutenção para a prevenção de doenças peri-implantares: uma revisão sistemática e meta-análise. Journal of dental research. 2016 Apr;95(4):372-9.

170. Del Fabbro M, Bellini CM, Romeo D, Francetti L. Implantes inclinados para a reabilitação de maxilares edêntulos: uma revisão sistemática. Implantologia clínica e investigação relacionada. 2010 Aug;14(4):612-21.

171. Malhotra AO, Padmanabhan TV, Mohamed K, Natarajan S, Elavia U. Transferência de carga em implantes inclinados com diferentes comprimentos de cantilever numa situação de all-on-four. Jornal dentário australiano. 2012 Dec;57(4):440-5.

172. Maló P, de Araújo Nobre M, Lopes A, Francischone C, Rigolizzo M.

Conceito de função imediata "All-on-4" para maxilares completamente edêntulos: um relatório clínico sobre os resultados a médio (3 anos) e longo prazo (5 anos). Implantologia clínica e investigação relacionada. 2012 maio;14:e139-50.

173. Diago MP, Ferrin LM, Oltra DP, Canullo L, Guirado JL, Diago MP. Implantes inclinados para a restauração de mandíbulas posteriores com atrofia horizontal: uma alternativa de tratamento. Journal of Oral and Maxillofacial Surgery. 2013 May 1;71(5):856-64.

174. Ata-Ali J, Peharrocha-Oltra D, Candel-Marti E, Peharrocha-Diago M. Reabilitação oral com implantes dentários inclinados: uma meta-análise. Medicina oral, patologia oral y cirugia bucal. 2012 Jul;17(4):e582.

175. Chrcanovic BR, Albrektsson T, Wennerberg A. Implantes dentários inclinados versus implantes colocados axialmente: uma meta-análise. Journal of Dentistry. 2015 Feb 1;43(2):149-70.

176. Del Fabbro M, Bellini CM, Romeo D, Francetti L. Implantes inclinados para a reabilitação de maxilares edêntulos: uma revisão sistemática. Implantologia clínica e investigação relacionada. 2012 Ago;14(4):612-21

177. Cucchi A, Vignudelli E, Franco S, Ghensi P, Malchiodi L, Corinaldesi G. Avaliação da perda óssea da crista em torno de implantes rectos e inclinados em pacientes reabilitados com arcada completa all-on-4 ou all-on-6 com carga imediata: um estudo prospetivo. Journal of Oral Implantology. 2019 Dec 27;45(6):434-43.

178. Nag PV, Dhara V, Puppala S, Bhagwatkar T. Tratamento da maxila atrófica completamente edêntula: a opção de implante de carga imediata de colocação de orifício de pino inclinado alto (TTPHIL)-ALL TILT™. J Contemp Dent Pract. 2019 Jul 1;20(6):754-63.

179. Duarte F, Pinheiro L, Ramos C, Silva JN. Solução sem enxerto para maxila extremamente atrófica: série de casos de implantes zigomáticos e curtos combinados. Enxerto. 2020 Jul;3(7).

180. Lan K, Wang F, Huang W, Davó R, Wu Y. Implantes zigomáticos quádruplos: A Systematic Review and Meta-analysis on Survival and Complications (Uma revisão sistemática e meta-análise sobre sobrevivência e complicações). Jornal internacional de implantes orais e maxilofaciais. 2021 Jan 1;36(1).

181. Patel K, Madan S, Mehta D, Shah SP, Trivedi V, Seta H. Implantes basais: Uma mais-valia para a reabilitação de maxilares e mandíbulas reabsorvidos e atrofiados - um estudo prospetivo. Anais de Cirurgia Maxilofacial. 2021 Jan 1;11(1):64-9.

182. Batista RG, Faé DS, Bento VA, Rosa CD, de Souza Batista VE, Pellizzer EP, Lemos CA. Impacto dos implantes inclinados em próteses parciais fixas implanto-suportadas: Uma revisão sistemática com meta-análise. O Jornal de Odontologia Protética. 2022 Dez 23.

OBRIGADO!

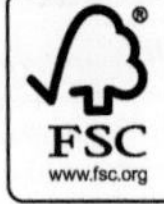

MIX
Papier aus verantwortungsvollen Quellen
Paper from responsible sources
FSC® C105338

Printed by Books on Demand GmbH, Norderstedt / Germany